Karin Schumacher

Musiktherapie mit
autistischen Kindern

Mit freundliche
Grüße !
Ihre
C. Schacher

Berlin, NN. 97

Praxis der Musiktherapie

Herausgegeben von
Volker Bolay und Volker Bernius

Band 12

Musiktherapie
mit autistischen Kindern

Musik-, Bewegungs- und Sprachspiele
zur Integration
gestörter Sinneswahrnehmung

Karin Schumacher

2 Abbildungen
1 Schaubild

Gustav Fischer Verlag · Stuttgart · Jena · New York
Bärenreiter Verlag · Kassel · Basel · London · Prag
1994

Anschrift der Autorin:

Karin Schumacher
Schorlemerallee 36
14195 Berlin

030/8235717 (pr.)

Hochschule der Künste Berlin
Fachbereich Musik
— Musiktherapie —
Mierendorffstr. 28-30
10589 Berlin

Die Deutsche Bibliothek — CIP-Einheitsaufnahme

Schumacher, Karin
Musiktherapie mit autistischen Kindern : Musik-, Bewegungs- und Sprachspiele
zur Integration gestörter Sinneswahrnehmung / Karin Schumacher. —
Stuttgart ; Jena ; New York : G. Fischer ;
Kassel ; Basel ; London ; Prag : Bärenreiter-Verl., 1994
   (Praxis der Musiktherapie ; Bd. 12)
   ISBN 3-437-00726-2 (G. Fischer)
   ISBN 3-7618-1197-7 (Bärenreiter-Verl.)
NE: GT

© Gustav Fischer Verlag · Stuttgart · Jena · New York · 1994
Wollgrasweg 49, D-70599 Stuttgart 70

Satz und Druck: Gulde-Druck GmbH, Tübingen
Gedruckt auf 90 g LUXOMATT, holzfreimatt, leicht gestrichen Offset
Einband: Nädele, Nehren
Printed in Germany

Über dieses Buch

Es ist aus der praktischen Arbeit mit autistischen Kindern entstanden. Ich hoffe, daß meine Aufzeichnungen so anschaulich sind, daß sie diejenigen, die mit einem autistischen Kind leben und arbeiten, zum eigenen Tun anregen. Mit einem Kind zu spielen, vor allem mit ihm Musik zu machen, fördert nicht nur dessen emotionale und kognitive Entwicklung, sondern es schafft Beziehung, aus der wir die gegenseitige Kraft schöpfen, sinnvoll zusammenzuleben. Der erste Titel, der mir zunächst für meine Arbeit eingefallen war, lautete: «Den Sinnen einen Sinn geben.» Und dies trifft nicht nur auf das autistische Kind, sondern auch auf uns zu.

Diese Arbeit möge dem Leser, der mit einem autistischen Kind lebt, einen weiteren Zugang zu seinem Kind eröffnen. Demjenigen, der beruflich mit autistischen Kindern arbeitet, soll sie einen Anstoß geben, im Alltag noch feiner zu beobachten und so die oft schwer zu entdeckenden Angebote der Kinder wahr- und aufzunehmen. Für die psychotherapeutisch Tätigen könnte die geschilderte Arbeitsweise die Wahrnehmung des Beziehungsgeschehens auf einer nichtsprachlichen Ebene, die auch während der Arbeit mit sprechenden Menschen eine große Rolle spielt, schärfen. Die Grundlage jeder Psychotherapie ist das Herstellen und Gestalten einer zwischenmenschlichen Beziehung. Daß es hierbei vor allem um die Balance von Nähe und Distanz zweier Menschen geht, wird gerade auch in der Arbeit mit nichtsprechenden Menschen deutlich. Der Forscher möge angeregt werden, weitere theoretische Grundlagen zu schaffen, um die Praxis zu fundieren. Die psychosomatische und neuropsychologische Forschung unternimmt den mühsamen Weg, die untrennbare Verflechtung organischer und seelischer Entwicklung zu untersuchen. Ich habe versucht, diese Betrachtungsweise in all meinem Tun zu berücksichtigen.

Den Eltern nichtbehinderter Kinder sei ein Anstoß gegeben, „Althergebrachtes" wieder zu entdecken, Zeit zu finden, selbst mit ihren Kindern zu spielen und sich nicht durch technische Mittel verführen zu lassen, sie zu beschäftigen.

Der Mensch äußert sich in früher Kindheit durch seinen Körper, seine Bewegungen, seine Stimme. Der gesamten Ausstrahlung des Menschen Resonanz zu bieten, ist die Voraussetzung jeglicher Entwicklung. Musik, Bewegung und Sprache sind Mittel zwischenmenschlicher Verständigung, das Spiel bietet den Raum, einander zu begegnen.

Vorwort der Herausgeber

Es ist für die Herausgeber eine Ehre, das vorliegende neue Buch von Karin Schumacher in dieser Buchreihe publizieren zu können. Es gibt derzeit zwar relativ zahlreiche Veröffentlichungen zum Thema Musiktherapie, aber wenige strahlen eine so faszinierende Fundierung in Theorie und vor allem in der Praxis aus.

Die Autorin ist eine der «Gründungsmütter» der bundesdeutschen Musiktherapie. Nach ihrem Studium der Musiktherapie in Wien kam sie in die Bundesrepublik Deutschland. Bereits Anfang der siebziger Jahre war Karin Schumacher – damals noch mit ihrem Mädchennamen Reissenberger – als kompetente Fachfrau über die Grenzen der Bundesrepublik hinaus anerkannt.

Das nun von ihr vorliegende Buch ist ein Dokument aus ihrem Arbeitsschwerpunkt in der musiktherapeutischen Praxis. Ein reichhaltiger Erfahrungsschatz ist die Grundlage dieses Berichts, und der Leser erfährt auf einfühlsame Weise, wie zerbrechlich aber auch wie ertragreich die musiktherapeutische Arbeit mit autistischen Kindern verlaufen kann. Ganzheitliche Sichtweise und profundes Therapiewissen sind, begleitet von einer reifen Persönlichkeit, die wirksamen Komponenten einer seelisch heilenden Musiktherapie.

Ob Fachkollege oder «nur» Laie, die Ausführungen von Karin Schumacher sind gut verständlich und zur weiteren Fundierung und Anerkennung von Musiktherapie unerläßlich.

Carlsberg, im Dezember 1993

Hans Volker Bolay
Volker Bernius

Dank an . . .

Julia Schäfer-Werner, Garpenberg-Schweden, die mich immer wieder zur Niederschrift motivierte und das Manuskript mit mir durchsah und diskutierte.

Prof. **Linde Höffer-von Winterfeld**, Berlin, die diese Arbeit mit großem fachlichen und persönlichem Interesse begleitete.

Prof. Dr. **Jürg Willi**, Zürich, der mich durch seine konstruktive Kritik herausforderte.

Prof. Dr. **Hermann Regner**, Salzburg, Prof. **Arnold Reusch**, Berlin, Prof. Dr. **Marina Neumann-Schönwetter**, Berlin und Prof. Dr. **Sepp Schindler**, Salzburg, für ihren Rat und wichtige Hinweise.

alle **Mitarbeiter der Einrichtung** «Hilfe für das autistische Kind» e.V., in der diese Arbeit entstand, besonders **Bernd Schäfers**, der die Videofilme erstellte.

Ulla Willems, Hans-Werner Noll und **Dorothee Rückert**, alle Berlin, die diese Arbeit redigierten und Anregungen gaben.

Prof. **Alfred Schmölz**, Wien, der mir den zwischenmenschlichen Aspekt musiktherapeutischen Handelns nahebrachte.

Gertrud Orff, München, die mich durch ihr intuitive Arbeitsweise inspirierte.

Und einen besonderen Dank an Prof. **Wilhelm Keller**, Salzburg, dessen Arbeit mit behinderten Menschen mich tief beeindruckte und prägte.

Inhalt

1 Das autistische Kind

Einführung

Thesen meiner Arbeit

1. Jeder Mensch braucht einen Menschen, um sich seinen Anlagen entsprechend zu entwickeln.

2. Ist die Fähigkeit, Kontakt zu einem Menschen herzustellen, gestört, so ist eine Beziehungs- und damit Entwicklungsstörung die Folge.

3. Grundlage für die Entwicklung der zwischenmenschlichen Beziehungsfähigkeit ist die Fähigkeit, die verschiedenen Sinneseindrücke zu koordinieren, zu integrieren und sinngebend zu verarbeiten.

4. Das autistische Kind leidet an einer Störung der Wahrnehmungssynthese (Kehrer et al. 1988) und ist deshalb beziehungsgestört. Die Kernsymptome: a. gestörter Blickkontakt, b. Stereotypien, c. Sprachstörung und d. die Unfähigkeit zu spielen, sind logische Folgeerscheinungen.

a) Im Umgang mit autistischen Kindern macht den Eltern und allen anderen Bezugspersonen ihre Unfähigkeit, soziale Beziehungen, d.h. *eine Bindung einzugehen*, am meisten zu schaffen.
Denn ohne die Erfahrung einer zwischenmenschlichen Begegnung kann die Fähigkeit, sich auf jemanden und etwas zu beziehen, nicht entwickelt werden. Diese Fähigkeit zur «Bindung» bringt emotional bedeutende Erlebnisse mit sich, die eine Entwicklung vorantreiben.

b) Das Beharren auf Gleichförmigkeit, ritualisierte und zwanghafte Spiele, Stereotypien und die Unfähigkeit, Veränderungen der Umwelt zu ertragen (Rutter 1978), erschweren den Zugang zum Kind. Nur ein *Verstehen dieses Verhaltens* ermöglicht uns, dem Kind ein «Reizklima» zu schaffen, das es von seinen Stereotypien wenigstens vorübergehend befreien kann.

c) Die nichtvorhandene bzw. gestörte Sprache schränkt die Verständigung ein und zwingt uns, andere Wege, vor allem eine nicht verbale Verständigungsmöglichkeit zu suchen. Elementare Musik-, Bewegungs- und Sprachspiele, wie ich sie im folgenden näher beschreiben werde, stellen ein Material dar, das eine gemeinsame «Sprache» ermöglicht.

d) Die Unfähigkeit zu spielen ist für die Entwicklung eines Kindes mit der Unfähigkeit zu lernen verbunden. Das Kind lernt ja durch Spielen. So habe ich in meiner Arbeit erfahren, daß die innere Motivation des Kindes, auf die

Welt zuzugehen, sowie seine Fähigkeit zu spielen, nur durch eine *spieleri-sche* Atmosphäre geweckt werden kann.

Die Unfähigkeit zu imitieren und mitzuvollziehen, hat methodisch zur Folge, daß all unsere Angebote ganz *«vom Kind ausgehend»* entwickelt werden müssen und nicht von außen an das Kind herangetragen werden können (s. S. 27, eigene Hypothesenbildung).

Eine Veränderung des autistischen Zustandes beim Kind ist erst möglich, wenn sich das Kind so, wie es ist, verstanden und akzeptiert fühlt (s. S. 49, Umgang mit stereotypem Verhalten). Im weiteren Verlauf der Arbeit gilt es, ihm seinen Zustand bewußt zu machen, um damit einen ersten Kontakt zu erreichen. Das Anknüpfen an die Verhaltensweisen des Kindes ist mit einem Eingehen auf frühkindliche Bedürfnisse, die das Kind nicht genügend erfahren und befriedigen konnte, verbunden und wird für Außenstehende oft als «Rückschritt» empfunden. Das Kind muß aber «verpaßte oder unvollständig durchlaufene Stadien seiner Entwicklung» (Delacato 1974) nochmals durchleben und sich darin üben, diese Erfahrungen sinnvoll zu verarbeiten. Erst dann ist der Boden für eine weitere Entwicklung bereitet.

Ätiologie des frühkindlichen Autismus

Die Erklärungsmodelle für die autistische Störung reichen von genetischen («Autismusfaktor», Nissen in Willms 1975 et al.) über physische («Wahrneh-mungsstörung», Wing 1973, Delacato 1974, Feuser 1988 et al.) zu psychischen («Deprivation», Bettelheim 1977, Tustin 1989) Ursachen.

Fest steht, daß es sich um eine sehr frühe, vielleicht sogar pränatale Störung handelt, die dem Kind zu einer Zeit widerfahren ist, in der Soma und Psyche so wenig voneinander differenziert waren, daß eine einseitige somatische oder psychogene ätiologische Betrachtungsweise gar nicht möglich ist. Bruno Bettelheim, der erste Autor, der mir das autistische Kind als «Mensch» und nicht als ein «Bündel von Symptomen und Defiziten» näherbrachte und der die psychogene These vertrat, schreibt in seinem Buch «Die Geburt des Selbst», er sei überzeugt, daß diese ganze Kontroverse zwischen organischen und psychogenen Hypothesen in einer nach seiner Zeit kommenden aufgeklärteren Epoche als ein müßiger Wortstreit betrachtet werde (a. a. O., 1977, S. 529).

Zu diesen ätiologischen Fragen nimmt Kehrer (1988, S. 25) verschiedene Ursachenfaktoren des autistischen Syndroms an und stellt ihre Beziehung zueinander in folgender Skizze dar:

Kehrer schreibt, daß viele Untersuchungen der letzten zehn bis 15 Jahre ergeben haben, daß beim voll entwickelten autistischen Erscheinungsbild eine *Störung der Wahrnehmungsverarbeitung* vorliege. «Das Kind kann die sensiblen und sensorischen Reize aus der Umwelt und wahrscheinlich auch aus dem

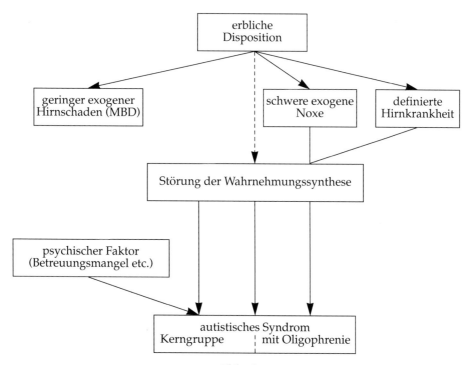

Abb. 1:
Die verschiedenen Ursachenfaktoren des autistischen Syndroms und ihre
Beziehungen zueinander

eigenen Körper nicht richtig koordinieren; die Synthese, die zum normalen
psychischen Funktionieren notwendig ist, gelingt nur unvollkommen». Das
Wissen um diese neurophysiologischen Störungen erklärt nun nicht, *warum*
(hervorgehoben d. Verf.) das einzelne Kind von dieser schweren Verhaltens-
auffälligkeit betroffen ist (ebd. S. 24).

Abgesehen von der Auseinandersetzung mit den möglichen Ursachen des
autistischen Syndroms, beschäftigte mich in der praktischen Arbeit die Frage,
weshalb autistische Kinder keine innere Motivation zur Weiterentwicklung
zeigen. Wodurch ist dies entstanden und wie ließe sich dieser bei gesunden
Kindern so spürbare Motor wieder in Gang setzen?

Das gesunde Kind bringt die Voraussetzungen mit, die Reize der Umwelt
aufzunehmen und sie sinngebend zu verarbeiten. Zu diesen entwicklungsfördernden «Reizen» gehört vor allem die Resonanzfähigkeit der ersten Bezugs-
person(en). Diese Erfahrung stellt die Grundlage der Beziehungsfähigkeit des
Kindes dar und unterstützt die gesamte psychophysische Entwicklung.

Beim autistischen Kind ist der Austauschprozeß mit der Umwelt gestört, so daß ein «normales» Reagieren und Zugehen auf das Kind nicht möglich ist. Die Resonanzfähigkeit der Mutter wird irritiert, da das Kind von sich aus keinen Kontakt herstellen kann.

Tinbergen/Tinbergen (1984, S. 133) sprechen von einer «Abwärtsspirale», einem Teufelskreis.

Therapie heißt diesen circulus vitiosus zu unterbrechen!

Kommentar zu den Vorgeschichten der in dieser Arbeit erwähnten Kinder

Die mir zugänglichen anamnestischen Daten sind zu ungenau und geben meist wenige Hinweise auf die Ätiologie der autistischen Störung. Auffallend ist jedoch, daß über die Auswirkung der wochenlangen Hospitalisierung, die zur diagnostischen Abklärung bei allen mir bekannten Kindern erfolgt ist, kein Wort in den Akten verloren wird.

Wie aus den in dieser Arbeit angeführten Vorgeschichten hervorgeht, wurden die Kinder in den ersten drei Lebensjahren zu diagnostischen Zwecken wochen-, ja monatelang hospitalisiert, d. h. von ihren Familien getrennt und mit zahlreichen auch schmerzhaften Untersuchungen konfrontiert. Welch schwerwiegende Folgen schon die Trennung des relativ ungeschädigten Kindes von seiner Familie hat, zeigt u. a. die Untersuchung von Robertson/Robertson[1].

Wie muß es da erst dem autistisch, d. h. schwer behinderten Kind ergehen oder gar einem kontaktgestörten Kind, das in einem anderen Kulturkreis und von einer anderen Sprache umgeben aufwuchs, wenn es sehr lange in deutschsprachigen Krankenhäusern aufgenommen wird.

Oft erzählten Eltern, daß sie den Schritt, ihr Kind solange in Kliniken untergebracht zu haben, im nachhinein sehr bedauern, und sich aber durch die eigene Hilflosigkeit und durch die ärztliche Autorität nicht anders verhalten konnten. Die nach wie vor schwierige differentialdiagnostische Abklärung der autistischen Störung darf nicht zur Verstärkung der Symptomatik durch Hospitalisierung führen.

Die Auswirkung ätiologischer Erklärungsmodelle auf unser Handeln

Die Schwierigkeit, die unauflösbare Verquickung organischer und psychischer Prozesse zu akzeptieren, Kontaktstörung als Ergebnis organischer *und* seelischer Defizite zu sehen, führte immer wieder zum unproduktiven Streit zwischen den Vertretern der unterschiedlichen Richtungen.

---

1 Robertson, J. / Robertson, J.: Kleine Kinder in kurzfristiger Trennung von ihren Eltern, London 1971 (FILM)

Für den Menschen, der mit einem autistischen Kind lebt und arbeitet, hat jedes Erklärungsmodell eine Auswirkung auf seine Arbeitsweise und auf seine Gefühle dem Kind gegenüber.

Die organische Begründung führt durch ihren unveränderbaren Charakter oft zu Gefühlen der Hoffnungslosigkeit. Es wird trainiert und geübt, gerettet, was noch zu retten ist, die Reize beschränkt, die Lernschritte auf ein Minimum reduziert. Das psychogene Erklärungsmodell führt hingegen u. U. zu Schuldgefühlen und Gefühlen emotionaler Unzulänglichkeit.

Eine Mutter, die mich bei der Arbeit mit ihrem Sohn beobachtete, sagte ganz spontan: «Die Kraft habe ich nicht!» Sie meinte die körperliche Kraft, die ich aufwandte, um ihren Sohn «in Bewegung zu bringen». Ich hatte den Eindruck, es ginge auch um die seelische Kraft, sich so auf ihn einzustellen, *seine* Reaktionen so ernst zu nehmen, ihn «dort psychisch (und physisch, Anm. d. Verf.) abzuholen, wo er sich befindet» (Becker, in Lempp 1990, S. 185). Dieser Mutter war die Kontakt erwartende Haltung verloren gegangen, die ich als «positive Hypothese» später beschreiben werde (s. Grundvoraussetzungen des Therapeuten).

Solange es keine Gewißheit über den Ursprung der autistischen Störung gibt, sehe ich als Therapeutin *das* theoretische Erklärungsmodell für das beste an, das mir die Motivation erhält, mit einem Kind über Jahre zu arbeiten. Zwischen Hoffnungslosigkeit (irreversibler Schaden) und überschwenglicher Veränderungsphantasie (durch emotionales Engagement) muß man eine Vorstellung entwickeln, die eine langjährige Arbeit mit dem Kind ermöglicht. Einem so früh und schwer gestörtem Kind kann nur durch kontinuierliche Beziehungen geholfen werden.

Meine Arbeitsweise basiert auf neurophysiologischen Erkenntnissen, meine Wahrnehmungseinstellung ist jedoch psychoanalytisch orientiert. Da es sich beim frühkindlichen Autismus um eine sehr frühe Störung handelt, lassen sich die Sinnesentwicklung und die emotionale Entwicklung in keiner Weise voneinander trennen. Die Störung der Wahrnehmungssynthese (Kehrer 1988 et al.) erklärt jedoch noch nicht, welchen Ursprung sie hat. Wer, welcher Umstand motiviert denn die Wahrnehmungssynthese? Wir wissen, daß die Sinnesentwicklung schon von der Zeugung bis zur Geburt einen gewissen Reifungsgrad erreicht hat und nach der Geburt einer weiteren Stimulation bedarf, um die Synthese der einzelnen Sinnesbereiche zu ermöglichen. Diese Stimulation besteht weder aus rein physiologischen, noch aus rein psychologischen Phänomenen. Nur eine emotional stimmige, d. h. ihrem Kind positiv zugewandte Mutter (psychologischer Aspekt), deren Gefühle sich aber auch im entsprechenden Halten und Pflegen des Kindes (physiologischer Aspekt) ausdrücken, wird pränatale Sinnesentwicklung durch entsprechende Stimulation weiterentwickeln helfen und damit die Basis der Beziehungsfähigkeit ihres Kindes schaffen.

Da das autistisch gestörte Kind eine «normale» Zuwendung und Pflege nicht annehmen kann, fordert es eine besondere Auseinandersetzung mit seinem Zustand heraus. Erst ein tieferes Verständnis kann einen Zugang schaffen. Dieser besondere Zugang heißt, das Kind dort anzusprechen, wo es wahrnehmen und damit erleben kann.

Kontakt-Begegnung-Beziehung

Diese oft synonym gebrauchten Begriffe möchte ich für meine Arbeit und aus meinem Verständnis heraus kurz erläutern und differenzieren.

Kontakt meint eine Reaktion, die das «Gewahrwerden» eines Reizes erkennen läßt. Kontakt (con-tact, lat.: gemeinsames Berühren) bedeutet den Beginn einer Wahrnehmung, wobei gerade das autistische Kind zunächst nicht auf den Menschen, sondern auf Musik «an sich» reagiert. Kontakt bedeutet den Moment der Reaktion, wobei noch offen ist, ob das Kind die Chance einer möglichen Beziehung nutzen wird oder sich erneut verschließt.

Blick-Kontakt, das auffallendste Zeichen der Kontaktfähigkeit oder -störung hat viele Qualitäten. Nicht jeder Blickkontakt ist beziehungstiftend. Der erste direkte Blick eines autistischen Kindes, das diesen bisher vermieden hat, gibt viel Aufschluß über den geistig-emotionalen Zustand des Kindes. Ein emotional zugewandter und vielleicht sogar Freude ausstrahlender Blickkontakt ist das kraftspendendste Ereignis in einer zwischenmenschlichen Beziehung.

Begegnung ist «wirkliches Leben» (Buber 1984, S. 15). Begegnung ist ein Glücksmoment, nicht planbar und von kurzer Dauer mit um so intensiverer Langzeitwirkung. Die menschliche Begegnung meint den Augenblick, in dem sich zwei Menschen treffen und sich (manchmal nur für Sekunden) füreinander öffnen. Oft ist dieser Moment mit einem «Augen-blick» verbunden, der schnell wieder vorbei sein kann. Durch das Auge scheint man in das Innere des anderen «Ein-blick» zu bekommen, was mit entsprechenden Emotionen einhergeht. Auch wenn in der Arbeit mit autistischen Kindern der Moment der Begegnung so selten und kurzfristig ist, hinterläßt er unausweichliche Spuren.

Beziehung braucht Zeit. Sie ist das Ergebnis von Kontakt und Begegnung. Beziehung muß – je länger sie andauert – gestaltet werden. In jeder neuen Situation gestaltet sie sich nach den Nähe-Distanz-Bedürfnissen der beteiligten Personen. Solange Beziehung besteht, hört diese Arbeit des Gestaltens nicht auf. Wird sie nicht mehr gestaltet, so entsteht entweder eine Art Symbiose (Verschmelzung – zu wenig Distanz) oder die Beziehung löst sich auf

(Beziehungsabbruch – zu viel Distanz). Das Angebot zu großer Nähe, wie aber auch Gefühllosigkeit, Gleichgültigkeit und die «double-bind» («Beziehungsfalle», «affektiv-kognitive Zwickmühle») Beziehung[2] sind die häufigsten Gefahren in der therapeutischen Arbeit.

Ist die zwischenmenschliche Beziehung zu einem autistischen Kind gelungen, so ist die Basis weiterer Entwicklungsmöglichkeiten geschaffen.

Voraussetzungen für die Bildung eines Beziehungsprozesses

Jürg Willi analysiert in seinem Buch «Ko-Evolution – die Kunst des gemeinsamen Wachsens», das «Biotop», welches Interaktion erst ermöglicht (Willi 1989, S. 218).

Willi nennt folgende Rahmenbedingungen und Voraussetzungen für die Bildung eines Beziehungsprozesses, wobei in erster Linie das *verbale* Gespräch, die verbale Interaktion als Medium der Verständigung benutzt wird.

«a) Es müssen zeitliche und örtliche Rahmenbedingungen vorliegen, in denen ein Gespräch stattfinden kann;
b) es müssen Bereiche gemeinsamer Ansprechbarkeit zwischen den Beziehungspersonen vorliegen, welche das Eingehen einer Beziehung ermöglichen;
c) die Beziehungspersonen müssen mittels einer gemeinsamen Sprache miteinander kommunizieren können, um damit
d) ein gemeinsames Thema etablieren zu können, das sich zur
e) dialektischen Ausdifferenzierung eignet» (Willi ebd.).

Übertragen wir diese Bedingungen auf die musiktherapeutische Arbeit mit dem autistischen Kind, wo *Musik* als nichtsprachliches Mittel zur Verständigung verwendet wird:

a) die Therapiestunde und der Therapieraum bieten den zeitlichen und räumlichen Rahmen
b) das Aufspüren eines geöffneten Sinneskanals führt zur gemeinsamen Ansprechbarkeit
c) der musikalische (körperliche, stimmliche, instrumentale) Ausdruck bietet eine gemeinsame Sprache, aus der sich
d) ein gemeinsames Spiel entwickeln kann, das sich dann
e) zur Wiederholung und Weiterentwicklung eignet.

Das Herstellen einer gemeinsamen Sprache ist nicht nur im verbalen, sondern auch im musikalischen und körperlichen Bereich möglich. Es gilt, eine sinnliche Sprache, einen Austausch, ein Gespräch der sinnlichen Wahrnehmungen zu entwickeln.

---

2 Bateson, G. et al. (1956) in Ciompi, L.: Affektlogik, Stuttgart 1982 (2. Auflage 1989), S. 205

Der Verlauf einer entstandenen Beziehung ist geprägt durch das «resonanzartige Aufschaukeln dieser gegenseitigen Ansprechbarkeit». «Der Therapeut fordert durch immer wieder leichte Abweichung seines einfühlsamen Vorgehens das Kind zur Erhaltung der Korrespondenz heraus». Durch Umspielen und Variieren des vom Kind angebotenen Materials etabliert er ein Thema, eine Spielform, die sich zur «dialektischen Ausdifferenzierung» und damit als Übungsfeld «gemeinsamen Wachsens» eignet. «Auch das Kind berührt den Therapeuten in seiner Ansprechbarkeit mit seinen Rückmeldungen und fordert ihn mit seinen abweichenden Schwingungen heraus» (Willi, persön. Mitteilung).

Grundvoraussetzungen und Fähigkeiten des Therapeuten

Folgende Voraussetzungen sind für die therapeutische, speziell musiktherapeutische Arbeit mit autistischen Kindern wichtig – der Therapeut sollte:

(1) den «So-Zustand» des Kindes mit seinen autistischen Verhaltensweisen akzeptieren und die Fähigkeiten des Kindes erfassen

(2) mit einer «positiven Hypothese», d. h. einer kontakterwartenden Haltung an das Kind herantreten

(3) mit geschärfter Wahrnehmungs- und besonderer Resonanzbereitschaft die gegenseitige Ansprechbarkeit entdecken

(4) durch besondere Sensibilität auf die Nähe-Distanz-Bedürfnisse des Kindes achten und diese mit der Hilfe bestimmter Techniken respektieren

(5) mit musikalischen Fertigkeiten eine Spielform vom Kind ausgehend entwickeln.

Die Akzeptanz des «So-Zustandes» des Kindes (1)

Ein autistisches Kind mit all seinen Eigenheiten und Auffälligkeiten anzunehmen und wirklich zu akzeptieren, ist keine Selbstverständlichkeit. Beobachten wir ein normales Kind (nK) im Umgang mit einem autistischen Kind (aK).

nK: Hallo, wie heißt Du?

aK (zeigt keine beobachtbare Reaktion)

nK: Eh, wie heißt Du? (geht näher an das aK heran und berührt es körperlich)

aK (rückt sofort ab)

nK: Willst du nicht mit mir spielen?

aK (setzt sein Fingerspiel fort und blickt ins Leere)

nK (wendet sich ab, kehrt wieder zum aK zurück und zerrt an dessen Pullover).

Hier kann es sogar zu aggressiven Aktionen des normalen Kindes kommen, oder es wendet sich enttäuscht ab und sucht sich eine andere Spielmöglichkeit.

Als Therapeut nimmt man diese Aggression gegen die scheinbare Verweigerung des Beziehungsangebotes kaum wahr, da man doch zu «verstehen» gelernt hat. Aber auch nach langjähriger Arbeit, gerade wenn immer wieder ein Kontakt zu einem autistischen Kind möglich war, kann diese elementare Wut hochkommen. Man möchte das Kind aus seiner Isolation «herausrütteln», wenn es sich wieder und wieder zurückgezogen hat.

Wie muß es erst Eltern gehen, die nicht nur Wut, sondern tiefe Trauer, ja Entsetzen über die scheinbar hoffnungslose Resonanz- und Kontaktlosigkeit ihres Kindes empfinden? Woher die Kraft und die Hoffnung nehmen, daß doch eine positive Veränderung möglich ist? Es hilft sicher, über die Gefühle zu sprechen, die das Kind in einem weckt und zu bemerken, daß es auch bei anderen Menschen ähnliche Reaktionen auslöst. Die Erfahrung, daß Wut und Enttäuschung keine positive Wirkung, sondern verstärkten Rückzug des Kindes zur Folge haben, zwingt zu neuen Überlegungen.

Ich habe von Bruno Bettelheim gelernt, all die Symptome und Verhaltensweisen des Kindes als den im Sinne der Krankheit einzig logischen Ausweg zu sehen, den das Kind gehen muß. Die Unfähigkeit, die Welt zu ordnen, wird durch Verhaltensweisen kompensiert, die uns pathologisch erscheinen. Das Kind geht aber aus seiner Sicht den ihm bestmöglichen Weg.

Hat man diesen Mechanismus wirklich verstanden, so kann man das Kind zunächst eher akzeptieren und in seinem «So-sein» annehmen. Erst dieses Verständnis ermöglicht es auch, den Blick auf die Fähigkeiten und nicht nur auf die Symptome des Kindes zu richten.

Daß uns diese Haltung nicht immer gelingt, müssen wir wiederum bei uns akzeptieren. Hier hilft oft das Gespräch mit dem Kind, auch wenn es den Inhalt unserer Worte vielleicht nicht versteht. Dem Musiktherapeuten bleibt der musikalische Ausdruck, der seinen eigenen Gefühlen Luft machen kann. Um eine emotionale Stimmigkeit der Beziehung zum Kind zu erhalten, muß die geforderte Akzeptanz immer wieder neu erarbeitet werden.

Die «positive Hypothese», eine den Kontakt erwartende Haltung (2)

Jeder Mensch – auch das autistische Kind – kommuniziert. Erst die Annahme dieser Tatsache ermöglicht die Wahrnehmung für die oft kaum sicht- und hörbaren Äußerungen und Beziehungsangebote des Kindes. Durch diese emotional positive, den Kontakt erwartende Haltung schafft der Therapeut eine bestimmte Atmosphäre im Raum, ein «Biotop» (Willi 1989, S. 218), wel-

ches eine Kontaktaufnahme ermöglicht. Gibt man diese positive Erwartungshaltung auf, so erschwert man dem Kind, sich zu äußern und damit Kontakt
zu schaffen.

Wird aus der erwartenden eine den Kontakt fordernde Haltung, so wird sich
das Kind zurückziehen.

Die Balance zu halten zwischen *Erwarten* und doch nicht *Fordern*, ist die Kunst
des Therapeuten.

Die Wahrnehmungsfähigkeit des Therapeuten: sehen-hören-spüren-empfinden (3)

Die Wahrnehmungsfähigkeit des Therapeuten ist für eine mögliche Kontaktaufnahme zum autistischen Kind und das Ausbalancieren von Nähe und
Distanz entscheidend.

Die Ausstrahlung des Kindes in sich aufzunehmen und zu empfinden, die
Bewegung des Kindes zu beobachten und innerlich mitzuvollziehen, die
stimmlichen Äußerungen zu hören und imitieren zu können, sind Grundvoraussetzungen.

Der Therapeut sollte durch eigene Bewegungs- und Stimmerfahrung, durch
Ausbildung und Übung diese Fähigkeiten erweitern. Das Beobachten von
Säuglingen ist hier eine gute Schulung (vgl. Herzka 1979).

Es ist nicht leicht, die oft ungewöhnlichen stereotypen Bewegungen des
Kindes zu beobachten und nachzuvollziehen. Die Diskrepanz zwischen Lebensalter und psychischem Entwicklungsalter führt zu besonderen Schwierigkeiten. So ist es z. B. ungewöhnlich bei einem achtjährigen Kind, das körperlich auch entsprechend entwickelt ist, auf dessen Lautäußerungen zu reagieren, die einem vielleicht drei Wochen alten Säugling entsprechen.

Grundsätzlich gilt es, die Symptome des Kindes (stereotype Bewegung, retar-
dierte Sprachentwicklung) positiv zu besetzen und sie als Anknüpfungspunkt
für einen möglichen Kontakt zu «verwenden».

Der «Lupenblick» und das «Hörrohr» des Therapeuten vergrößern und ver-
stärken die anscheinend sinnlosen Äußerungen des Kindes.

Ein weiterer wesentlicher Wahrnehmungsbereich, der für die hier dargestellte
Arbeitsweise wichtig ist, ist die Körperlichkeit und die taktile Sensibilität des
Therapeuten. Das notwendige sich Einfühlen in das Kind ist oft mit Anfassen
und Tragen, also mit körperlicher Berührung verbunden. Hier spielt die eigene körperliche Empfindsamkeit und Resonanzfähigkeit eine große Rolle. Zu
spüren, ob, wie und wielange ein Kind angefaßt werden kann, die Fähigkeit,
sich mitzubewegen, wie z. B. den «richtigen» Anschwung zu geben, sind
Voraussetzung für das «Verstehen» und Finden einer gemeinsamen «Sprache» mit dem Kind. Der Therapeut braucht ein sicheres Empfinden seines

momentanen seelisch-körperlichen Zustandes, so daß er sich wirklich dem Kind widmen und zur Verfügung stellen kann.

Er sollte emotional *«gesättigt»* sein. Das Risiko, das Kind mit eigenen Bedürfnissen zu belasten, diese Arbeit als Ersatz für fehlende private Beziehungen, als Ersatz für eigene emotional-sensorische Erfahrung zu verwenden, wäre dann geringer.

Die hier beschriebene Haltung des Therapeuten entspricht der einem neugeborenen Kind gegenüber: neugierig, abwartend, reagierend auf alles, was das Kind uns «anbietet». In den ersten Wochen und Monaten des Lebens ist es für das Kind elementar wichtig, daß es «verstanden» wird, daß seine Bedürfnisse möglichst richtig erraten, erfaßt und vor allem befriedigt werden. Erst langsam entwickelt das Neugeborene die Fähigkeit, Reize zu imitieren und/oder mitzuvollziehen.

Es ist die Aufgabe der Mutter und aller Menschen, die dem Kind in seiner frühen Kindheit begegnen, es zu halten, zu tragen, angenehm anzufassen und es entsprechend «anzusprechen», seine Laute zu imitieren. Wir imitieren das Kind, stellen uns auf das Kind ein und können es zunächst nicht umgekehrt erwarten. Körperlich und «musikalisch» nimmt das Kind alles auf, was ihm widerfährt, und wird auf seine Weise darauf reagieren.

Das Ausbalancieren von Nähe und Distanz als «teilnehmender Beobachter» (4)

Diese in allen psychotherapeutischen Tätigkeiten beschriebene Haltung eines *teilnehmenden Beobachters* (Sullivan 1980, S. 15) meint das gleichzeitige Drinnen- und Draußen-sein, das «Beim Kind-» und trotzdem bei Sich-sein.

Die Ausstrahlung autistischer Kinder kann zum Gefühl innerer Leere und Hoffnungslosigkeit führen oder das eigene Handeln chaotisch werden lassen. Sich «einwickeln» und «anstecken» lassen, dann wieder «sich lösen» und «heraustreten», kennzeichnen diesen immer wiederkehrenden Prozeß.

Diese Phänomene werden in psychoanalytischer Terminologie als «Gegenübertragung» bezeichnet. Nur das sich Bewußtmachen dieser Gefühle ermöglicht die notwendige Distanzierung. Diese wiederum ist unabdingbare Voraussetzung, um dem Kind sein eigenes Tun bewußt zu machen und ihm zu neuen Strukturen zu verhelfen.

Ein weiterer Aspekt dieser Fähigkeit ist **das Ausbalancieren von Nähe und Distanz**.

In vielen Beispielen dieser Arbeit wird immer wieder darauf hingewiesen: Das autistische Kind braucht einerseits spürbare Nähe, schreckt aber auch gleichzeitig davor zurück. Auf Grund seiner Störung hat es oft jahrelang keine körperliche Nähe erfahren und daher auch keine zwischenmenschliche Beziehungsfähigkeit entwickeln können.

Da es sich durch stereotype Handlungen vor menschlicher Nähe schützt, braucht es viel Geschick und Vertrauen zur eigenen Handlungsweise, sich dem Kind trotzdem zu nähern.

Bei jedem Versuch des Kontaktes zum Kind wiederholt sich der Prozeß des Sich-Annäherns-Entfernens- wieder -Annäherns- wieder -Entfernens.

Das plötzliche Beenden eines gerade entstandenen Kontaktes führt zum Gefühl der Kränkung, wenn man nicht auf dieses, für den kontaktgestörten Menschen typische Verhalten, innerlich vorbereitet ist. Den Kontakt trotzdem immer wieder anbieten, ohne dem Gefühl der gerade erlebten Enttäuschung zu erliegen, beinhaltet die Arbeit mit dem Kind. Kontakt darf nie gefordert werden. Oft ist es «die unaufdringliche beschützende Anwesenheit des Therapeuten», die dem Kind den Kontakt zu sich und anderen ermöglicht (vgl. «Die thermische Hülle» in: Anzieu 1991, S. 227).

Die spezifischen Techniken innerhalb des musikalisch-spielerischen Geschehens, Nähe und Distanz auszubalancieren, werden anhand von Beispielen aus der Praxis dargestellt. Zusammengefaßt liegt der Spielraum zwischen tradierter Musik und Improvisation, zwischen instrumental dargebotener und gesungener Musik, zwischen bekannten und situativ erfundenen Texten, zwischen Einbeziehung von Kassettenrecorder und live-Musik. Bei differenzierterer Betrachtung spielen die Spiel- und Singart, die Lautstärke, die Klangfarbe, das Timbre der Stimme, die Körperhaltung und -nähe auch eine wichtige Rolle. Imitieren-umspielen-variieren-kontrastieren sind aus der Sicht des sich Annäherns und Entfernens zu betrachten.

Zur Schaffung von angemessener Distanz ist das Finden einer Spielform, die geformt und wiederholbar ist, ein wichtiges Mittel.

Musikalische Fertigkeiten des Therapeuten
Einfühlung – Spieltechnik – Improvisation und gestalterische Fähigkeit (5)

Es versteht sich von selbst, daß die hier dargestellte Arbeitsweise instrumentale, stimmliche und tänzerische Fertigkeiten voraussetzt. *«Elementare Musik»* wird oft mit «einfacher» Musik gleichgesetzt und mit dem Beigeschmack weniger «wertvoll» versehen. Entscheidend aber ist die emotionale Stimmigkeit, die Bezogenheit der musikalischen Äußerung zur Situation und zum Kind. Nur wenn Musik «im Musizierenden oder Zuhörenden ein Echo hervorruft, wenn sie die inneren Saiten zum Mitschwingen bringt, wenn sich eine Verbundenheit zwischen ihr und dem Menschen einstellt, kann unser Tun eine Begegnung ermöglichen. Solche elementare Begegnungen sind Glücksfälle. Sie stellen sich ein, wenn die richtige Stimme im darauf eingestimmten Menschen erklingt, wenn sich ‹Musik und Mensch› doppelseitig erschließen» (Regner 1988, S. 97).

Die Wirkung unseres Spiels soll nur soweit reichen, daß das Kind *selbst* sich musikalisch auszudrücken beginnt. Elementare Musik und Bewegung meint

die Verwirklichung einer ursprünglichen, zentralen musikalischen und tänze-
rischen Potenz, die in jedem Menschen angelegt ist (nach Keller 1980).

Es geht also nicht allein um die Fähigkeit des Therapeuten, Musik zu machen,
sondern Musik in dem Kind zu wecken, ja Musik aus dem autistischen Kind
«herauszuholen». Dies verlangt eine musikalische Bescheidenheit, eine Besinnung auf Ur-sprüngliches, ohne das Empfinden der Reduktion – im negativen
Sinne – zu haben.

Die verwendeten Instrumente, wie auch die Stimme, müssen so selbstverständlich «vorhanden», d. h. spieltechnisch gekonnt sein, daß die ganze Aufmerksamkeit dem Kind gelten kann, für das oder mit dem wir spielen.

Musik wird im therapeutischen Kontext «verwendet» und ist nicht Selbst-
zweck. Trotzdem soll sie so qualitätsvoll, d. h. emotional und spieltechnisch so
«stimmig» wie möglich sein.

Die spielerischen und improvisatorischen Fähigkeiten sind für die gesamte
Arbeit wesentlich. Die oft kaum hörbaren und noch unbewußt geäußerten
stimmlichen und instrumentalen Äußerungen eines Kindes so zu begleiten,
daß das Kind sich unterstützt und zu «mehr» aufgefordert fühlt, verlangt ein
gutes Gehör und viel Einfühlungsvermögen. Diese Äußerungen in eine Spielform zu bringen, die emotional so anregend ist, daß das Kind die Wiederholung wünscht, benötigt spontanes Gestaltungsvermögen. Das Pendeln zwischen tradierter und improvisierter Musik, um die Nähe und Distanz zum
Kind entsprechend der Situation auszubalancieren, setzt innere Flexibilität,
Kenntnisse tradierten Materials und spielerisch-improvisatorische Fähigkeiten voraus.

Kontext meiner praktischen Erfahrungen

Die Institution

Der Verein «Hilfe für das autistische Kind» ist ein gemeinnütziger Elternver-
ein, der mit Hilfe öffentlicher Mittel spezielle Einrichtungen für autistische
Kinder geschaffen hat. Neben einer Ambulanz gibt es, dem Lebensalter der
Kinder entsprechend, jeweils eine Einrichtung für Kindergarten-, Schulkinder
und für Jugendliche.

Die hier beschriebene Arbeit umfaßt den Zeitraum von sieben Jahren in einem
Schulhort für Kinder, die zwischen *6–12 Jahren alt* sind.

Diese Einrichtung kann bis zu sieben Kinder aufnehmen und wird von drei
Erziehern (2½ Stellen verteilt auf drei Mitarbeiter), zwei Sonderschullehrern,

einer Psychologin (½ Stelle) und einer Koch- und Putzkraft (½ Stelle) betreut. Die Kinder kommen in der Zeit von 8.00 bis 15.00 Uhr in die Einrichtung.

Bis vor zwei Jahren arbeitete ich 7 Stunden, zur Zeit 5 Stunden an einem Tag pro Woche mit den Kindern. Seit einem Jahr übernahm einer der Lehrer als inzwischen ausgebildeter Musiktherapeut einen Teil meiner Arbeit.

Die hier geschilderte Studie beschreibt den dreijährigen Verlauf der Arbeit mit Max und Beispiele aus der einzelmusiktherapeutischen Arbeit mit weiteren sechs Kindern, die vor allem zur Darstellung des methodischen Vorgehens ausgewählt wurden. Die Therapiezeit ist in der Regel wöchentlich 45 Minuten, die Therapiedauer lag zwischen zwei und sechs Jahren.

Teamarbeit

Da ich nur stundenweise in die Einrichtung komme, gestaltet sich die Teamarbeit neben den monatlich stattfindenden «Teamtagen», indem ich den persönlichen Kontakt zu den einzelnen Mitarbeitern im Gespräch und in gelegentlich gemeinsamen Erfahrungen mit den Kindern pflege.

Eine große Hilfe zur Integration meiner Arbeit in den Gesamtablauf der Einrichtung ist die relative Stabilität der personellen Besetzung in den letzten Jahren. Wie leicht wird ein stundenweise arbeitender Mitarbeiter mit den Spannungen des Teams konfrontiert, ohne die Gründe verstehen oder klären zu können. (Ich hatte diesbezüglich viel Erfahrung durch das ständig wechselnde und hierarchisch organisierte Personal einer Großklinik.)

Das Team bemüht sich nicht nur, seine persönlichen und arbeitsbezogenen Probleme in einer begleitenden psychoanalytisch orientierten Supervision aufzuarbeiten, sondern auch das Beziehungsgeflecht zwischen Erwachsenen und Kindern durch eine Art «Bezugspersonenmodell» zu klären. Jedes Kind soll einen Mitarbeiter als Hauptbezugsperson erleben können, der soweit es die Dienstplanung erlaubt, auch die meiste Zeit mit ihm verbringt.

Wie in allen Einrichtungen für schwer beziehungsgestörte Menschen ist die Beschreibung der Funktionen der verschiedenen Berufsgruppen ein häufiges Thema der Auseinandersetzung. Wer erzieht? Wer pflegt? Wer versorgt? Wer arbeitet therapeutisch?

Aus der Sicht des autistischen Kindes müssen sich diese Fragen besonders unsinnig ausmachen. Für das Kind ist entscheidend, wer es am besten «versteht», wer das feinste Wahrnehmungs- und Einfühlungsvermögen, wer das Talent hat, es zu akzeptieren und aus seiner Isolation herauszuholen.

Jede Berufsgruppe wird dies auf dem Hintergrund der bisherigen Ausbildung versuchen. Eine notwendige Voraussetzung für eine sinnvolle Zusammenarbeit ist, die «hierarchische Institution zu hinterfragen und in ihrer Funktion für die tägliche Arbeit soweit wie möglich aufzulösen, indem sie in Begriffen der Beziehungsdynamik gedeutet werden» (Kleefeld, in Lempp 1990).

Der Musiktherapeut ist per Definition therapeutisch tätig. Kommt er nur stundenweise in die Institution, wird ihm auch die therapeutische Arbeit mit dem Kind zugestanden. Schwierigkeiten der Zusammenarbeit entstehen, wenn der Therapeut von Mitarbeitern «beneidet» wird um das Setting, die Zeit und den Raum, sich intensiv mit einem Kind zu befassen. Vergessen wird dabei oft, daß diese Nähe zum autistischen Kind mit seelischen Belastungen verbunden ist, denen man im Alltag zumindest scheinbar leichter aus dem Wege gehen kann. Das Kind «dort psychisch abholen, wo es sich befindet» (Becker, in Lempp 1990), ist ein höchst anstrengendes Unterfangen. Es kann die eigene seelische Befindlichkeit in chaotischen Aufruhr bringen. Das Ertragen, nicht wahrgenommen zu werden, der oft nur sekundenlang spürbare Kontakt zum Kind, das Aufrecht-Erhalten einer Beziehung, die geduldig hergestellt, sich nur langsam verändert und immer wieder von Rückschlägen bedroht ist, stellt hohe Anforderungen. All das spürt zwar jeder andere auch, aber in der einzeltherapeutischen Stunde erscheint alles vergrößert, und es gibt weniger Möglichkeiten, der Situation zu entkommen.

Da «beneide» ich oft den Erzieher, der das Essen, den Spaziergang mit den Kindern gestaltet. Ich wüßte aber keinen qualitativen Unterschied in der Wichtigkeit dieser Aktivitäten, denn jede Situation kann für das autistische Kind auf unterschiedliche Weise wertvoll, hilfreich oder zerstörerisch sein.

Die wichtigste Grundlage der Zusammenarbeit scheint zu sein: eine gute gegenseitige Information über die eigene Tätigkeit, über die gegenseitigen Vorstellungen und Erwartungen und das Glück, mit Kollegen zusammenzuarbeiten, die sich mit ihren Fähigkeiten auf dem «rechten» Platz fühlen.

Zur Dokumentation des hier dargestellten Materials

Die nach jeder Stunde angefertigten *Gedächtnisprotokolle* sind Grundlage dieser Studie. Hinzu kommen *Videoaufnahmen*, die – so es die personelle Situation der Einrichtung erlaubt – von einem Erzieher gemacht werden, den alle Kinder aus dem Alltag kennen. Ob das Filmen die Arbeit stört, läßt sich nicht generalisieren. Die Anwesenheit einer weiteren Person und die Tatsache, gefilmt zu werden, sind natürlich ein atmosphärischer Eingriff. Wie weit dies stimulierend oder störend wirkt, hängt vom Verlauf der Stunde ab, häufig auch vom Selbstgefühl des Therapeuten. Wesentlich ist, sich die Freiheit zu nehmen, jederzeit dem Kind zuliebe oder nach eigenem Wunsch die Aufnahme abzubrechen. Entscheidend ist aus meiner Erfahrung die Vertrautheit zwischen Filmer und Therapeut, um sich nicht «darstellen» zu müssen, was eine Verminderung der auf das Kind gerichteten Konzentration bedeutete. Hilfreich ist eine gute Kenntnis des Filmers bzgl. der therapeutischen Intentionen. Wenn ein Kind sich gestört fühlt, so ist dies oft ein positives Zeichen. Es bedeutet nämlich, daß das Kind die Situation wahrnimmt, Beziehung herstellt und seinem Empfinden entsprechend reagiert. Immer frage ich die Kinder, ob gefilmt werden darf, auch wenn sie dies meist verbal nicht beantworten können. Ihr Verhalten zeigt aber eindeutig, ob sie diesen Eingriff in die Arbeit akzeptieren oder als zu störend erleben.

Zur Kontrolle und Analyse der eigenen Arbeit ist der Videofilm die beste Methode, da er alle nichtsprachlichen Zeichen und nicht nur akustische wiedergibt. Das *Tonband*, das die Kinder und ich oft direkt in die Arbeit miteinbeziehen, dient zur Unterstützung des Gedächtnisprotokolls und ermöglicht genaue musikalische Analysen der Improvisationen und stimmlichen Äußerungen der Kinder.

Vorerfahrungen, die zur Entwicklung meiner Arbeitsweise mit autistischen Kindern führten

In den acht Jahren meiner Tätigkeit als Musiktherapeutin in einer psychiatrischen Großklinik arbeitete ich sowohl mit psychotischen Erwachsenen als auch mit hirnorganisch und emotional geschädigten Kindern und Jugendlichen. Methodisch standen die instrumentale und vokale Improvisation in der Arbeit mit den Erwachsenen (Reissenberger-Schumacher/Voßkühler 1978) und die Methode des Szenischen Spiels in der Arbeit mit den Kindern (Reissenberger-Schumacher 1980) im Vordergrund. In meinen theoretischen Arbeiten befaßte ich mich mit dem Entstehen von Spielregeln (Reissenberger-Schumacher/Voßkühler 1980), dem spezifischen Problem von Nähe und Distanz (Reissenberger-Schumacher/Voßkühler 1983) und der Entwicklung eines Gruppenverfahrens zur Behandlung von gestörten Kindern und Jugendlichen (Schumacher/Schäfer 1984). Der Luxus von einzeltherapeutischen Behandlungen war nur in Ausnahmen möglich, so daß ich methodisch vor allem gruppentherapeutische Erfahrung sammelte.

In dieser Zeit begegnete ich immer wieder autistischen Kindern, die durch den Grad ihrer Kontaktstörung, ihrer weitgehenden «Gruppenunfähigkeit», mit ihrem fehlenden Vermögen, etwas Vorgegebenes zu imitieren, auffielen. Mit Hilfe von Mitarbeitern konnten diese Kinder trotzdem an der Gruppentherapie teilnehmen. Ich halte neben einer einzeltherapeutischen Betreuung die Möglichkeit der Gruppenerfahrung mit anders gestörten oder zumindest im Kontaktbereich nicht so stark gestörten Kindern für äußerst sinnvoll.

Die besondere Schulung, die ich durch die Arbeit mit autistischen und psychotischen Menschen in dieser Zeit machte, lag vor allem im Erfassen des nur atmosphärisch spürbaren Nähe–Distanzbedürfnisses dieser Patienten und im Entwickeln von adäquaten Handlungsstrategien zur Gestaltung der durch das Medium Musik oft «allzu schnell» hergestellten Beziehung.

Die ausschließliche Auseinandersetzung mit autistischen Kindern führte mich zur Frage, wie diese Kinder mit ihrer spezifischen Störung musikalisch anzusprechen seien. Körperlich fast normal entwickelt, in ihren stimmlich-sprachlichen Äußerungen oft auf dem Entwicklungsstand eines Säuglings, unfähig, «sinnvoll» mit Gegenständen zu spielen, waren die oben genannten Methoden der instrumentalen Improvisation oder das szenische Spiel mit diesen Kindern nicht anwendbar.

Anmerkungen zum musikalischen Verhalten autistischer Kinder

DeMyer, M. K. (1986, S. 135) hat eine Untersuchung: «Musikalische Fähigkeiten und Interessen autistischer Kinder» durchgeführt, nach der die musikalischen Fähigkeiten autistischer Kinder weit unter denen gesunder Kinder liegen. Es werden aber auch Rimland (1964) und Caen (1969)[3] zitiert, die behaupten, daß spezielle musikalische Fähigkeiten bei autistischen Kindern nahezu universell seien und eine beträchtliche Zahl autistischer Kinder über gute musikalische Fähigkeiten verfügte. DeMyer stellt diese Behauptungen zwar nicht in Frage, weist aber darauf hin, daß autistische Kinder in vielen Bereichen einen so geringen Reaktions- und Leistungsstand aufweisen, daß deshalb die Ansprechbarkeit auf Musik besonders auffiele.

Gehen wir von einer neuropsychologischen Behinderung aus, so liegt auf der Hand, daß die Fähigkeit, Musik zu hören, zu empfinden bzw. selbst zu machen, aufgrund einer nicht adäquaten Verarbeitung akustischer Reize auch «behindert» sein kann (vgl. Delacato 1975, S. 93).

Wenn ein autistisches Kind weder singt, noch spielt und auch keine Verbalisationsfähigkeit hat, ist eine Beurteilung seines musikalischen Erlebens und seiner musikalischen Fähigkeiten nur schwer möglich.

Es kann Musik lieben, ohne sichtbare Zeichen nach außen zu senden. Oft wird berichtet, daß das Kind gerne hüpft oder vermehrt zu schaukeln beginnt, wenn Musik erklingt. Musik ist hier Auslöser für eine propriozeptive Empfindung, die die «Freude an der Musik» ausmacht.

Bevorzugt das Kind Musik vom Kassettenrecorder oder Fernseher, können zwei Aspekte eine Rolle spielen: Diese «Geräte» sind zu manipulieren, ein- und auszuschalten und nicht «lebendig». Sie erzeugen daher weniger Angst. Die Redundanz der meist begrenzt vorhandenen Kassetten und bevorzugten

---

3 Rimland, B.: Infantile autism, N. Y.: Appleton, Century, Crofts, 1964 und Caen, A.: Special isolated abilities in psychotic children, Psychiatry, 1969, in: DeMyer, M. K.: Familien mit autistischen Kindern, Stuttgart 1986

Werbesendungen (vgl. DeMyer 1986, S. 135) garantiert eine Wiederkehr des musikalischen Materials, die dem autistischen Kind vermutlich entgegenkommt. Unter Umständen kann die Faszination des sich immerfort drehenden Tonbandes ein Grund für stundenlanges Musikhören sein (vgl. Hoffmann 1990).

Ein weiterer Aspekt der Einschränkung, sich selbst auf Instrumenten musikalisch auszudrücken, kann die oft gestörte oder ungeübte Koordinationsfähigkeit der Hände des Kindes sein, die sich erst bessert, wenn die innere Motivation zum wiederholten Spiel geweckt wird.

Da sich gerade musikalische Äußerungen im zwischenmenschlichen Bereich entwickeln, ist in dieser Hinsicht dem autistischen Kind oft jahrelang keinerlei Förderung zuteil geworden. Ohne die Fähigkeit mitzuerleben und zu imitieren, ist eine musikalische Entwicklung nicht denkbar.

Im weiteren Verlauf der Entwicklung einer sinnvollen Arbeitsweise stellte sich die Frage, wie sich generell musikalisches Verhalten in frühester Kindheit entwickelt und welche Faktoren diese Entwicklung verhindern oder stören können.

Wie entwickelt sich die Fähigkeit, zu singen und Instrumente zu spielen? Was tun wir, bevor wir diese Fähigkeiten erworben haben?

Die scheinbar fehlende Motivation, sich weiterzuentwickeln und die Unfähigkeit zur Imitation machen «Lernen» weitgehend unmöglich. Was taten wir, bevor wir die Fähigkeit zu imitieren entwickelt hatten?

In welcher Weise könnte musikalisches Tun helfen, die Motivation zur Weiterentwicklung wieder in Gang zu bringen?

2 Zum theoretischen Hintergrund meines musiktherapeutischen Ansatzes

Pränatale Sinnesentwicklung

Die Sinnesentwicklung der pränatalen Zeit ist für die theoretische Fundierung und das methodische Vorgehen der hier dargestellten Arbeitsweise von großer Bedeutung.

Welche Erfahrungen bringt ein neugeborenes Kind mit auf die Welt? Welche Erfahrungen bringt ein autistisches Kind mit?

Entscheidend für die Entwicklung der Sinne ist, daß wir dem Kind den Übergang vom prä- zum postnatalen Zustand möglichst erleichtern. Der Mensch kann sich erst allmählich an sein Leben außerhalb des Uterus gewöhnen und wird auf alles positiv reagieren, was ihn an den vorgeburtlichen Zustand erinnert bzw. was unmittelbar an schon gemachte Erfahrungen anknüpft.

An welche Erfahrungen knüpft die hier dargestellte Arbeitsweise an?

Die Entwicklung der Sinnesorgane erfolgt intrauterin (innerhalb der Gebärmutter) in einer ganz bestimmten Reihenfolge (nach Zimmer 1984, S. 50–51):

Tasten und Fühlen sind die frühesten Sinneserfahrungen des Embryo. Schon gegen Ende des 2. Schwangerschaftsmonats nehmen die **Hauptsinne** ihre Funktion auf, wobei die Region um den Mund besonders empfindlich auf Reize reagiert. Am Ende des 3. Monats ist die gesamte Körperoberfläche zum größten Teil reiz- und schmerzempfindlich. Am Ende des 6. Monats werden von der Hand Vibration, Druck, Schmerz und Temperatur empfunden. «Die Haut des Feten ist nicht nur früh reizbar, sondern wird auch früh gereizt. Schwimmt das Ungeborene anfangs frei und ungehindert im Fruchtwasser und berührt nur gelegentlich die Amnionwand, so finden seine Bewegungen im Laufe der Entwicklung zunehmend Widerstand. Aus der typisch leicht gebeugten Haltung, die es normalerweise einnimmt, ergibt sich, daß einige Körperpartien (Kopfoberseite und Hinterkopf, Nacken, Rücken und Gesäß) ausschließlich ‹Fremdkontakt› (mit der Gebärmutter) haben, während die übrigen primär ‹Eigenkontakt› haben» (Beckord 1987, S. 3)

	Tasten, Fühlen	Schmecken	Riechen	Gleichgewicht	Hören	Sehen
vor der Zeugung						
Ende 1. Monat	Region um den Mund reagiert empfindlich auf Reize		Riechepithel differenziert			
2. Monat	Hand, Mundhöhle, Körperoberfläche zum größten Teil	angelegt		Labyrinth angelegt, kann schon Reize aufnehmen; vesti-	Schnecken- windungen angelegt	
3. Monat	reiz- und schmerzempfindlich	ausgereift		buläre Systeme beginnen zu funktionieren	weitere Differenzierung	
4. Monat						Sehstäbchen differenziert
5. Monat			Reifung	Reifung		
6. Monat	Vibration, Schmerz, Druck, Temperatur werden von				alle Strukturen reif	
7. Monat	der Hand empfunden (Ende 6. Monat)				Reaktionen auf äußere Schallreize	
8. Monat		Reaktion auf Mißempfindung				
9. Monat						Aufnahme von Lichtreizen vollständig

Hinweis: *Bekannt ist die Vorliebe autistischer Kinder für Wasser, sie spielen meist gerne mit Wasser; auch daß sie alles mit dem Mund belutschen und belecken etc. wird beobachtet, sowie das Vermeiden körperlicher Berührung, die Schwierigkeit, taktile Reize aufzunehmen und zu verarbeiten. Die oft beschriebene scheinbare Schmerzunempfindlichkeit spricht für eine Störung in diesem Wahrnehmungsbereich.*

Sensoren finden sich jedoch nicht nur auf der Hautoberfläche, sondern auch in den Muskeln und Gelenken (Propriozeption), die durch die Eigenbewegungen des Fetus ständig gereizt werden (Kinästhesie = Bewegungsempfindung; eine Qualität der Tiefensensibilität) (a. a. O., Beckord 1987).

Die **kinästhetische** und **propriozeptive Wahrnehmung** ist für die Entwicklung basaler kognitiver Fähigkeiten von größter Bedeutung (Papoušek/Papoušek, 1977, S. 1072) und wird wegen der Schwierigkeit, sie verbal zu beschreiben, oft zu wenig beachtet. Die Psychologie ist bemüht, Methoden zur Untersuchung dieser Wahrnehmungsbereiche zu entwickeln. Die Beziehungen zwischen kognitiven Prozessen und motorischen Reaktionen wären dadurch besser zu klären.

Das **vestibuläre System (= Gleichgewichtsorgan)** entwickelt sich gegen Ende des 3. Schwangerschaftsmonats. Hierüber wird die Orientierung im Raum und die Stellung der Gliedmaßen zueinander und zum Kopf reguliert. Auch wird die Eigenwahrnehmung des Feten angeregt. Diese sensorische Ausstattung ermöglicht es ihm, bestimmte Körperpositionen einzunehmen, Körperlagen zu verändern und Bewegungsabläufe einzuüben.

Die große Bedeutung eines gut entwickelten Tast- und des Gleichgewichtssinnes sowie der kinästhetischen und propriozeptiven Wahrnehmung innerhalb der intrauterinen Entwicklung erkennen wir erst nach der Geburt. Auf diesen Funktionen basieren z. B. das Annehmen-Können körperlicher Zuwendung, die für die weiteren Entwicklungsschritte so wesentlich ist.

Hinweis: *Das Schaukeln, das vor allem auch als Stereotypie beschrieben wird, ist eine von sehr vielen autistischen Kindern bevorzugte Bewegung. Die Vorliebe, geschaukelt zu werden, wird auch in dieser Arbeit immer wieder erwähnt.*

Die **Geruchs- und Geschmacksentwicklung** sei hier lediglich nur erwähnt, da beide Sinne in meiner Arbeitsweise nicht bewußt angesprochen werden.

> *Hinweis: Auffälliges Riechen an Personen sowie geschmackliche Eigenheiten sind für autistische Kinder typische Verhaltensweisen und sprechen für eine Über- oder Unterempfindlichkeit des Geruchs- bzw. Geschmackssinns (vgl. Delacato 1975, S. 114).*

Der **Gehörsinn** ist zwischen dem 2. und 3. Monat angelegt und ab dem 6. Monat in all seinen Strukturen ausgereift (El-Nawab 1987). Nach Tomatis (1987, S. 61) ist der Fötus mit viereinhalb Monaten fähig, auf Laute zu reagieren. Er nimmt folgende akustische Reize auf: den Puls der Aorta, die fortgeleiteten Herztöne der Mutter (Doppelrhythmus), Magen- und Darmgeräusche der Mutter, die durch Gasentwicklung und Peristaltik entstehen, auch Muskel- und Nabelschnurgeräusche, die fetalen Herztöne und Geräusche der Fruchtbewegung. «Dazu kommt die Stimme der Mutter und äußere durch Reibung der Kleidungsstücke bedingte Schallerzeugungen» (zit. nach Preyer, in Clauser 1971, S. 42).

Diese akustischen Phänomene sind sogar auf Tonband aufgenommen worden, wobei der Fötus durch Wasser und wir durch die Luft hören. (Murooka H., Lullaby from the womb, Capitol 4 XT-11 421).

Im 7. Monat können bereits Reaktionen auf äußere Schallreize beobachtet werden. Zahlreiche Experimente beschäftigen sich mit der Aufnahme von Musik durch das Ungeborene (Chamberlain, D. B. 1983).

> *Hinweis: Da autistische Kinder oft nicht sprechen und unregelmäßig auf akustische Reize reagieren, wird das Hörvermögen am häufigsten untersucht. Eigenartige Vorlieben für Geräusche, die wir als unangenehm empfinden (Mixer, Staubsauger, Radiosignalton u. ä.) werden von manchen autistischen Kindern bevorzugt.*

Die enge Verbindung von *Gehör- und Gleichgewichtsorgan* (vgl. Clauser 1971) ist für die hier dargestellte Arbeitsweise mit autistischen Kindern von besonderer Bedeutung. Der Fötus lebt «in einer ‹Wiege› von Klang und Bewegung» (Freud, W. E. zit. nach Beckord a. a. O., S. 5).

Die Erschütterungen durch die eigene Herzpulsation (der 25 Tage alte Fötus hat einen Herzschlag von 65/min.) und die mütterliche Herzpulsation stellen die ersten Reize für den vestibulären Apparat dar: erst fühlt, dann hört der Fötus diesen Rhythmus. Er wird vom eigenen Herzschlag bewegt, spürt und hört später den Herzschlag der Mutter, ihre Stimme, ihre Darmgeräusche und Geräusche der Umwelt.

«Der häufigste Reiz, den das Ungeborene erlebt, ist das rhythmische Gewiegtwerden durch den Gang der Mutter. (...) Die rhythmische Frequenz, die das Ungeborene beim Gang der Mutter erlebt, hat eine Beziehung zu deren Herzrhythmus (...) Der Fet (Fötus, Anm. d. Verf. – Anm. Vf.) steht also spätestens seit dem 4. Monat unter dem Eindruck eines rhythmischen Grundmusters, das dem Herzrhythmus der Mutter entspricht. Es wird durch das Gleichgewichtsorgan registriert. Das «Herzerleben» wird vom 7. Monat an zusätzlich durch das reife Gehör unterstützt und dadurch verfeinert wahrgenommen» (Clauser, a. a. O. S. 72).

Der **Sehsinn** ist das letzte intrauterin ausgebildete Sinnessystem. Seine Entwicklung vollzieht sich zwischen dem 5. und 9. Monat. Viele Forscher halten das Sehen für unseren meistgebrauchten Sinn.

> *Hinweis:* Das oft beobachtete Schaukeln, Drehen und alle Bewegungen, die vor den Augen ausgeführt werden, sind bei autistischen Kindern Hinweise auf Störungen des Sehsinns (vgl. Delacato 1975, S. 101).

Schon das Neugeborene reagiert auf Geräusche. Eine gewisse Koordination zwischen **Gehör- und Sehsinn** ist normalerweise erst Ende des 1. Monats vorhanden. Das läßt sich daran erkennen, daß sich das Kind einer akustischen Reizquelle mit den Augen zuwendet. Ende des 2. und 3. Monats folgt es mit den Augen z. B. einer Rassel von einem bis zum anderen Augenwinkel und reagiert auf einen Glockenton durch Innehalten des Blicks oder der Bewegung (Hellbrügge 1978, S. 131).

> *Hinweis:* Weil bei dem autistischen Kind diese typische Reaktion auf einen akustischen Reiz verzögert oder gar nicht erfolgt, wird oft eine Hörschädigung vermutet.

Delacato (1975), der Autismus als Folge neurologischer Schädigung versteht, beobachtete das Verhalten autistischer Kinder und unterscheidet bzgl. ihrer spezifischen Sensorismen (Stereotypien) drei Kategorien: «Hyper», ein überempfindliches Sinnessystem, das ein Zuviel an Sinneseindrücken an das Gehirn übermittelt; «Hypo», ein träges Sinnessystem, das ein Zuwenig an Sinneseindrücken an das Gehirn übermittelt; und «Weißes Geräusch»: ein minderwertiges Sinnessystem, das durch mangelhafte Funktion eine Interferenz oder Überschneidung von Eigenempfindungen im Sinnesorgan mit den Wahrnehmungen der Umwelt bewirkt (s.: «Das sich stereotyp bewegende Kind», S. 82).

Das genaue Beobachten und Verstehen des gestörten Sinnessystems autistischer Kinder, das sich bei jedem Kind individuell ausdrückt, ist Grundlage des therapeutischen Vorgehens und gibt mögliche Hinweise auf den Zeitraum und das Ausmaß der Traumatisierung des Kindes.
Auch prognostische Vorstellungen wären davon abzuleiten.

Vorgeburtliches Lernen

Für meine Arbeitsweise ist vor allem die Frage interessant, wie und wann sich die verschiedenen Sinnesbereiche verknüpfen und wodurch diese Entwicklung motiviert bzw. gestört werden kann.

«Die Markscheidenbildung (Myelinisierung) ist ein für die Funktionen des Gehirns äußerst wichtiger Vorgang. (...) Auf diese Weise entsteht eine größere Stabilität der Fasern und damit der Verbindungen im Nervennetz. (...) Es ist also denkbar, daß Erlebnisinhalte – unter der Voraussetzung, daß sie häufig wiederholt werden – schon in diesem Reifungsalter festgehalten werden. (...) Obwohl heute niemand weiß, wie diese Speicherung vor sich geht, ist man sich doch sicher, daß Lernvorgänge in den Nervenzellen strukturelle Spuren hinterlassen. (...) Schwerer ist es, sich vorzustellen, wie diese Inhalte wieder abgerufen werden können. Zum Zeitpunkt der Speicherung arbeiten die Wahrnehmungssysteme ja noch nicht aufeinander abgestimmt. Sie beginnen erst damit, teilweise zusammenzuarbeiten. So wird alles Erlebte in einer gewissen Bruchstückhaftigkeit festgehalten. (...) Die einzelnen, scheinbar zusammenhanglosen Steinchen ergeben für den Fötus noch kein Bild, keinen Sinn. Erwiesen ist jedenfalls, daß Neugeborene auf Hörreize, die ihnen aus dem Mutterleib bekannt sind – wie die mütterliche Stimme, der Herzschlag der Mutter, bestimmte Melodien und Rhythmen –, anders reagieren als auf ungewohnte Geräusche und Klänge» (Zimmer 1984, S. 61–62).

Hier sind die Forschungen von Tomatis (1987) interessant, der den Zusammenhang der Fähigkeit, zu hören bzw. zu horchen und der späteren Kommunikationsfähigkeit im zwischenmenschlichen Bereich herstellt.

Zu der schwierigen Frage, wodurch die gesamte Sinnesentwicklung vorangetrieben wird, läßt sich im Rahmen dieser Arbeit nur sagen, daß eine ständige *Stimulierung* des Föten nötig ist, um seine Reifung voranzutreiben. Diese Stimulation kann aber nur «innerhalb einer konstanten emotionalen Beziehung zu einem Gegenüber geordnet werden», da sie sonst «psychisch keine Bedeutung,... keine Sinn-Gebung erfährt» (Geißendörfer/Heinzmann, in Lempp 1990).

Über- oder Unterstimulierung des Föten, wie sie durch Angst, Depression oder körperliche Störfaktoren der Mutter erfolgen können, führen zur Störung des «Arousel-Niveaus» (= Störung der zentralen Aktivierung), das als Schutzreaktion des Organismus zu verstehen ist (Rollett, in Fedor-Freybergh 1987), oder kann zum «intrauterinen Hospitalismus» (Hau 1983) führen. «Ist der Rückzug aber total (wie im extremen Autismus), wird jegliches Lernen und Reifen erschwert (s. Rollett, a.a.O.).

Für die Beziehungsfähigkeit des Kindes ist die *Integration der Wahrnehmungsbereiche* entscheidend.

«Sensorische Integration erfolgt immer dann, wenn das Kind *von sich aus* (herausgehoben, d. Verf.) auf eine entsprechende Reizeinwirkung eine erfolgreiche Anpassungsreaktion plant oder ausführt. (...) das Kind muß sich aktiv wechselseitig mit seiner Umwelt auseinandersetzen, um eine korrekte Gliederung seines Nervensystems zu erreichen (Ayres 1984).

Die Rolle der *eigenen Aktivität* im Neugeborenenalter wird auch von Papoušek (a.a.O., 1977) betont und in seiner Funktion für die Entwicklung basaler kognitiver Fähigkeiten nachgewiesen.

Für das methodische Vorgehen in der Arbeit mit autistischen Kindern ist dieses Faktum von entscheidender Bedeutung. Wir können dem Kind entsprechende Reize nur anbieten, *es selbst* muß diese Reize sinngebend verarbeiten. Erst wenn es gelingt, dem autistischen Kind seine eigene Aktivität bewußt zu machen, werden sich Selbst-gefühl und Selbst-bewußtsein entwickeln können. Auch Piaget (1975) stellt die Bedeutung der Eigenaktivität heraus und beschreibt die sog. «Zirkulärreaktionen», die die sensomotorische Koordination als Grundlage haben.

Das Kontinuum pränataler Erfahrung

«Die Trennung von Mutter und Kind bei der Geburt bedeutet den Verlust dieser Ur-Erfahrung». Clauser (1971, S. 49) hebt vor allem das durch das Ausbleiben der vertrauten intrauterinen Geräusche (vgl. S. 24) veränderte akustische Milieu hervor: «Dieses erste ‹Ab-Stillen› sollte so allmählich wie möglich geschehen. Der neue Lebensraum darf adäquater, akustisch-rhythmischer Reize nicht entbehren» (Clauser, a. a. O.).
Das so früh angelegte und entwickelte vestibuläre System, das das Gleichgewicht regelt, muß ebenfalls weiter stimuliert werden. Aus der Erfahrung mit Frühgeborenen weiß man, daß Wasserbetten als sich bewegende Unterlage zur besseren Entwicklung beitragen (Korner 1983 in: Zimmer a. a. O., S. 74). Atemstörungen und -stillstände sowie Herzrhythmusstörungen können dadurch reduziert werden.

Auch Bernd Vogels musiktherapeutische Arbeit mit Schwerstbehinderten basiert auf der Vorstellung, an pränatale Sinneserfahrungen anzuknüpfen (Vogel 1991).
Durch die multisensorische Stimulation im sog. «Pränatalraum», einem besonders gestalteten Therapieraum, wird eine uterusähnliche Atmosphäre geschaffen, die die Schwerstbehinderten emotional berühren und dadurch zu kommunikativen Äußerungen führen soll.

Winnicott (1973) betont die wichtige Funktion des «holding» und «handling» für die psychische Entwicklung des Kindes. Anzieu (1991) spricht vom «Haut-Ich», das sich nur durch entsprechende Pflege entwickeln kann.
«Sowohl das Bedürfnis und das aktive Suchen nach Körperkontakt wie auch Bewegungslust, die immer von intensiven kinetischen und Gleichgewichtsempfindungen begleitet wird, stellen die Grundlagen für die affektive, kognitive und soziale Entwicklung dar; und diese sensorische Erfahrungen tragen natürlich auch zur Entstehung des Haut-Ichs bei» (Lempp, in Lempp 1990).

Die Fähigkeit, sich in die Bewegungen des Säuglings einzufühlen, sich seinen Bedürfnissen anzupassen, auf seine Mimik und Vokalisationen zu reagieren, sollte von «emotionaler Stimmigkeit», d. h. liebevoller Zuwendung getragen sein.

Papoušek betont die ungewöhnliche Bereitschaft der Mutter zur Imitation ihres Kindes und nennt dieses Phänomen den «biologischen Spiegel». «Entdeckt das Kind, daß eine bestimmte eigene Bewegung mit einer gewissen Regelmäßigkeit eine bestimmte Antwort der Mutter bedingt, so kann (und wird – Anm. d. Verf.) allein deshalb das Kind die Bewegungen wiederholen, um die Antwort erneut zu erhalten.» (Papoušek/Papoušek 1977).

Die *Resonanzfähigkeit* (s. Grundfähigkeiten und Voraussetzungen des Therapeuten), die sich im mimischen Geschehen, vor allem im Blick-Kontakt bestätigt, macht erst eine gegenseitige Ansprechbarkeit möglich.

Die *innere Motivation* zur Entwicklung ist abhängig von dem Bestätigt- und Angenommenwerden durch einen das Kind bejahenden Menschen. Dies äußert sich für den Säugling darin, daß seine Aktivitäten eine Veränderung der Umwelt zur Folge haben. «Unabhängig vom Grad der Belohnung, den die erreichte Umweltveränderung selbst darstellt, kann die Erfüllung der Voraussage, die erfolgreiche Lösung des Problems, als eine ‹innere Belohnung› wirken, die den Ansporn zur Wiederholung gibt. Diese Art der Motivation spielt im Verhalten des Säuglings eine höchst wirksame Rolle. (...) So lernt der Säugling in immer neuen Variationen, durch sein Verhalten, durch mimische Reaktionen oder Lautäußerungen regelmäßig auf seiten der Mutter bestimmte Verhaltensweisen wie Lächeln oder Sprechen auszulösen.» (Papoušek a. a. O., S. 1075).

Eigene Hypothesenbildung

Schon beim normalen Säugling, der beziehungsstiftende Fähigkeiten besitzt («Kindchen»-Merkmale, ein spezifisches Aussehen und Verhalten des Kleinkindes, das einen «Schub von positiv getöntem sozialen Verhalten» auslöst, Stern 1979), braucht die Mutter viel Einfühlungsvermögen. Wieviel schwieriger ist es, dieses einfühlende Verhalten autistischen Kindern gegenüber zu entwickeln. Hat das Kind bereits ausgeprägte autistische Züge entwickelt, motiviert es die Umwelt nicht, die entwicklungsfördernden Stimuli anzubieten.

Die gegenseitige Ansprechbarkeit kann nicht entdeckt werden.

Jede Mutter erwartet zunächst eine normale Entwicklung ihres Kindes und wird sich enttäuscht zurückziehen, wenn sie an keiner Stelle einen Anknüpfungspunkt findet, der eine Verbindung zum Kind herstellt.

Der circulus vitiosus der Beziehungsstörung und das damit einhergehende Fehlen der inneren Motivation des Kindes, Kontakt aufzunehmen, lassen eine schwere Entwicklungsstörung entstehen. Kostbare und nie mehr ganz nachzuholende Zeit im Leben des Kindes vergeht ungenutzt.

Das Zurückgehen auf eine oft pränatale Entwicklungsstufe bei schon viel älteren Kindern stellt für den Erwachsenen, besonders für die betroffenen Eltern, eine Rückentwicklung dar. Es bedarf therapeutischer Begleitung und Aufklärung, weil für jegliche weitere dauerhafte Entwicklung ein Nachholen prä- und postnataler Erfahrungen unumgänglich ist.

Die hier dargestellte Arbeitsweise versucht das Kind dort abzuholen, wo es wahrnehmen kann und weitere Wahrnehmungsbereiche zu aktivieren, um ein Verknüpfen der einzelnen Sinnesbereiche anzuregen. Die Integration neuer Stimulationen kann nur im Zusammenhang mit früher im Gedächtnis gespeicherten Erfahrungen erfolgen (Papoušek a. a. O. 1977, Hartmann/Rohmann 1984). Kontakt entsteht also nur dann, wenn ein von außen angebotener Sinnesreiz an einen schon bekannten anknüpft.

Dieser Erkenntnis folge ich in seiner ganzen Konsequenz.

> Alle Kontaktangebote müssen *vom Kind ausgehend* entwickelt werden. Erst *das Spiel als motivierende Kraft* im Leben des Kindes stellt den «Raum» dar, in dem sich zwischenmenschliche Beziehung entwickeln kann. Das Entwickeln eines *für alle Beteiligten lustvollen Spieles* ist die entscheidende Voraussetzung, das Kind zum Heraustreten aus seiner Isolation zu motivieren.

Elementare Musik-, Bewegungs- und Sprachspiele

Alle frühen Mutter-Kindspiele sind elementare Musik-, Bewegungs- und Sprachspiele, die an pränatale Erfahrungen anknüpfen. Sie stellen ein *multisensorisches* Angebot dar, das seine Wirkung auf das Kind durch die *emotionale Beteiligung* der Mutter ausübt.

Das Schlaf- und Wiegenlied, das Schaukellied, der Kniereiter, das Klatschspiel bieten sensorisch-emotionale Stimulierung. Sie fördern die emotionalen und kognitiven Fähigkeiten des Kindes, die als Grundlage, Beziehung zur Umwelt herzustellen, nötig sind.

Gleichgewicht, Haut, Gehör und Sehen (sicher auch der Geruch) werden gleichzeitig stimuliert und führen im spielerischen Tun zur Kontakt- und Beziehungsaufnahme zwischen Mutter und Kind. Dies alles für die Therapie autistischer Kinder zu nützen, ist die Grundlage der in den folgenden Beispielen dargestellten Arbeitsweise.

3 Max, eine Fallgeschichte

Vorgeschichte

Max, ein 1981 in Polen geborener Junge, kam mit sieben Jahren in unsere Einrichtung.

Aus den Unterlagen (Arztbriefe, Schulbericht) und Gesprächen mit seiner Mutter, Schwester und Großmutter zitiere ich und fasse die Fakten seiner Vorgeschichte zusammen.

Schwangerschaft, Geburt und frühe Kindheit

Die Familienanamnese wird als unauffällig beschrieben. Die Mutter habe eine schwierige Schwangerschaft gehabt. Sie soll viel geraucht und an einer therapiebedürftigen Anämie gelitten haben. Max wurde zum Termin mit zweifacher Umschlingung der Nabelschnur geboren. Die Mutter hatte Fieber. Im Impfbuch ist ein Ikterus neonatorum (Neugeborenengelbsucht) unklaren Ausmaßes erwähnt. Über eine diesbezügliche Therapie ist nichts bekannt.

Die motorische Entwicklung sei normal verlaufen, und erst mit zwei Jahren wäre Max «auffällig» geworden, als er nicht altersgemäß zu sprechen begann. Die Tatsache, daß der Junge nur bis zum 4. Lebensmonat in einer Krippe betreut werden konnte, weil er «zu schwierig» war, spricht allerdings gegen den Verlauf einer ungestörten Entwicklung. Max wurde seit dem 5. Lebensmonat zu Hause von der Mutter versorgt, deren Tätigkeit als Hauswartsfrau es mit sich brachte, daß Max viele Stunden sich selbst überlassen war.

Familiäre Situation

1981, also im Jahr der Geburt von Max, wird die Mutter geschieden. Max hat seinen Vater nicht kennengelernt. Eine vier Jahre ältere, gesunde Schwester lebt in der Familie. Die Großmutter mütterlicherseits lebt seit 1981 in Berlin, wohin Max mit Mutter und Schwester 1987 übersiedelt. Hier ist die Familie zunächst in einem Übergangswohnheim untergebracht. Seit 1988 leben Max, seine Mutter und die ältere Schwester in einer eigenen Wohnung.

Max konnte wegen seiner Verhaltensauffälligkeiten auch nicht im Kindergarten betreut werden.

Maxens musikalische Vergangenheit und Erinnerungen der Mutter an seine frühe Kindheit

(Informationen aus einem Gespräch mit Maxens Mutter und Großmutter)

Der Großvater sei Dirigent gewesen. Alle Familienmitglieder dieser Generation hätten ein Musikinstrument gespielt. Die Mutter habe ihrem Kind nie etwas vorgesungen(!). Eingeschlafen sei Max öfter mit Musik eines Kassettenrecorders. Er hätte selbst nie lautiert oder gesungen. Nie etwas nachgemacht, nie mit etwas gespielt (Rassel o. ä. Kinderspielzeug). Er habe einfach nur dagelegen.

Das einzige Wort ist «Mama», das er bis heute beibehalten hat, wenn er etwas unbedingt will oder auch nicht will, wenn er z. B. Angst vor etwas bekommt und sich gestisch dabei verständlich zu machen versucht.

Er sei bis heute einfach zu «erziehen» und mache der Familie keine Probleme.

Medizinische und psychologische Untersuchungsbefunde[1]

Wegen fehlender Sprachentwicklung wurde Max, als er nach Berlin kam, in der Abteilung für Audiologie und Phoniatrie vorgestellt, wo eine Hörstörung weitgehend ausgeschlossen werden konnte. Zur Abklärung der allgemeinen Entwicklungsretardierung wurde er in eine Neurologische Abteilung überwiesen. Trotz normaler Grobmotorik im Gegensatz zur Feinmotorik und einem koordinierten Bewegungsablauf sowie intakten Hirnnerven wurde eine deutliche Retardierung festgestellt.

Laborbefunde, Chromosomenanalyse und EEG sowie die augenärztliche Untersuchung und craniales CT sind unauffällig.

Klinikaufenthalte und therapeutische Betreuung

Um all diese Untersuchungen durchzuführen, war Max für fünf Wochen stationär aufgenommen worden und wurde aus therapeutischen Gründen anschließend für vier Monate in eine Kindertagesklinik überwiesen. Danach kam er mit sieben Jahren in unsere Einrichtung, wo er täglich von 8−15^{00} Uhr betreut wird. Ein Taxi fährt Max jeden Tag in unsere Einrichtung und auch wieder nach Hause. Ein Kontakt zur Mutter kann deshalb nur nach besonderer Vereinbarung stattfinden.

---

1 zitiert nach Arztbrief

Diagnose

Ein Attest aus einer ärztlichen Beratungsstelle in Polen aus den Jahren 1984–1987 diagnostiziert Max eine *mittelgradige Oligophrenie mit Encephalopathie* (Schwachsinn mit Folgen toxischer Einwirkung auf die Regulationszentren der Hirngefäße), ohne daß jedoch eingehende Untersuchungen stattgefunden hätten.

Die Untersuchungen zur Aufnahme in die Kindertagesklinik bestätigten die bisher erhobenen neurologischen Befunde, wobei betont wird, daß wegen starker *Abwehr und Kontaktschwierigkeiten* des Kindes die Untersuchungen nicht vollständig durchgeführt werden konnten. Die HNO-Untersuchung ergab erneut keinen Anhalt auf eine Hörstörung.

Folgende *Verhaltensauffälligkeiten* werden beschrieben[2]:
- Vermeidung von *Augenkontakt*
- *keine Lautäußerung*, außer verschieden intonierter «Äs» und «Mama», seltenes Imitieren verschiedener Silben
- Kommunikation über Gestik und Handführen
- spezielle *Ängste*, z.B. vor laufendem Wasser, Wasserspülung, bestimmten Tieren und einigen Fenstern auf dem Flur
- Hauptbeschäftigung sind *Stereotypien*: fächert sich direkt vor den Augen mit Buchseiten Luft ins Gesicht, häufig mit eintönigem Auf- und Abrennen, läßt kleine Dinge über seinen Kopf auf den Boden rieseln
- Max ist deutlich lautstärke- und lichtempfindlich
- bei Erregung zeigt er ticartige Lidtätigkeit der Augen
- Max zeigt weder alleine noch mit anderen Personen eine *Spieltätigkeit* im eigentlichen Sinne
- häufigere plötzliche unnachvollziehbare Aufregungen mit Schreien, In-die-Luft-zeigen und körperorientierte Gestik (drückt sich in den Magen, faßt sich an den Hals).

Ein ausführlicheres Anamnesegespräch bestätigte eine Anzahl autistischer Verhaltensweisen seit dem zweiten und dritten Lebensjahr:
Max nahm die Dinge um sich herum «nicht richtig wahr», schien allein am glücklichsten zu sein, wehrte sich, wenn er neue Dinge lernen sollte, lachte ohne erkennbaren Grund oder hatte plötzliche Zornesausbrüche, reagierte nicht, wenn er angesprochen wurde oder schaute ‹durch Personen hindurch›, zeigte ein Wechselspiel aus unbegründet ängstlichem oder waghalsigem Verhalten.

Die Mutter gibt an, daß er als Kleinkind immer ganz steif wurde, wenn er aus dem Bett genommen wurde.

---

2 zitiert nach Arztbrief

Verlauf, Beurteilung und Bewertung seines Kindertagesklinikaufenthaltes

Verlauf und Beurteilung

Im Arztbrief werden Max ausgeprägte *Stereotypien*, wie das Buchwedeln vor den Augen, Trieseln[3] und Hin- und Her-laufen beschrieben. Spezielle *Ängste* (Wasserspülung, Bad, Flurfenster) konnten abgebaut werden.

Eine Öffnung im sozialen Kontakt sei beobachtet worden. Max begänne «seine Betreuer» von sich aus in *Gesten* und *Mimik* anzusprechen. Er zeige heftige Eifersuchtreaktionen und entwickele erste kooperative Spielsequenzen. Dabei zeige er ein erfreulich breites und zumeist angemessenes *Affektspektrum*. Schwer einzuschätzen bleibe sein *Sprachverständnis*: in der deutschen Sprache könne er einige leichte Aufforderungen (bekannte Gegenstände holen, Toilettengang etc.) mit Sicherheit verstehen. Die *aktive Sprache* habe sich nur in der häufigeren Bereitschaft zur Imitation gebessert. Worte oder kurze Sequenzen würden in der richtigen Melodie, jedoch ohne klare Artikulation wiedergegeben. *Autoaggressive Verhaltensweisen* seien durch Beseitigen des Anlasses seines Ärgers, z. B. einer Überforderungssituation, gut zu unterbinden.

Gespräche mit der Mutter ergaben, daß Max sensibel auf die unglücklichen sozialen Bedingungen zu Hause reagiere. Die Mutter scheint keinerlei Vorstellungen über Maxens Schwierigkeiten und damit notwendiger pädagogischer Haltung zu haben, so daß das Besprechen von Alltagssituationen sehr wichtig wurde.

Bewertung[4]

Maxens Symptome lassen sich vom klassischen Autismus durch zunehmend bessere Kontaktaufnahme und durch *Fehlen von Veränderungsängstlichkeit* abgrenzen. In abgeschwächter Form jedoch ist sein Hauptproblem die *Störung der Beziehungsfähigkeit*, das Fehlen einer intensiven Interaktion mit dem Interesse an sprachlicher Auseinandersetzung. Die typisch autistischen Verhaltensweisen wirken bei ihm nicht verfestigt, die raschen Fortschritte lassen auf eine sozialisierte Komponente mit guten Einflußmöglichkeiten eines entsprechend therapeutischen Milieus schließen.

Der mentale Entwicklungsstand ist uneinheitlich und wahrscheinlich durch die einseitig beobachtende, praktische Lernerfahrung geprägt. Die wenigen Spielansätze sind noch längst nicht die eines Vorschulkindes, seine Wahrnehmung befindet sich noch auf einer modalen Stufe, die Materialerfahrung ist am ehesten mit der eines Kleinkindes zu vergleichen. Dies ist therapeutisch wich-

---

3 trieseln = etwas durch die Finger rieseln lassen
4 zit. nach Arztbrief

tig, entzieht sich aber einer Klassifizierung und Prognostik, die nur in Abhängigkeit zum Therapieverlauf im Zusammenhang mit den o. g. Schwierigkeiten entstehen können. Dasselbe gilt für die Sprachentwicklung.

Maxens Aufnahme in eine Einrichtung des Vereins «Hilfe für das autistische Kind» wird gegenwärtig für die sinnvollste Möglichkeit einer Förderung gehalten.

Die ärztliche Diagnose lautet: Autistische Verhaltensweisen mit schwerer mentaler und sprachlicher Entwicklungsstörung.

Mein persönlicher Eindruck zur heutigen Situation

Da die Elternarbeit in unserer Einrichtung vor allem von der Psychologin, den Erziehern und Lehrern übernommen wird, habe ich nur selten Gelegenheit zu Gesprächen mit den Angehörigen. Es wurde mir immer wieder deutlich, wie wichtig die Einbeziehung der Mutter in die therapeutische Arbeit ist und wie begrenzt hier unsere Möglichkeiten sind, wenn die Zusammenarbeit zwischen Eltern und Therapeuten nicht zustande kommt.
Hier Eindrücke von einem Gespräch mit Maxens Mutter und seiner Großmutter:
Die Mutter macht einen stillen, sehr zurückhaltenden Eindruck. Sie wirkte auf mich warmherzig, aber inaktiv. Während ich meine Arbeit mit Max anhand eines Videofilmes der letzten Stunde zu erläutern versuchte, bewunderten Großmutter und Mutter vor allem die Geduld, die ich mit Max aufbrächte und waren erstaunt, wozu Max doch imstande sei. Ich habe den Eindruck, daß die Familienmitglieder durch Maxens jahrelange Behinderung keinerlei Vorstellung einer gemeinsamen Aktivität mehr entwickelt haben, die irgendeine lustvolle Erfahrung mit sich bringt. Wir gingen auf die Suche danach, was die Mutter für Max tun könnte und ich beschloß, den Versuch zu unternehmen, die Mutter in meine Arbeit mit Max einzubeziehen.
Da diese Arbeit erst nach Abschluß der hier dargestellten dreijährigen Arbeit mit Max begann, kann sie hier nicht weiter beschrieben werden.

Sinn unserer bisherigen Treffen mit der Mutter, bei denen ich immer Videofilme aus meiner Arbeit mit Max zeigte, ist, die Mutter zu informieren und die spürbare Hoffnungslosigkeit, die sie ihrem Kind gegenüber entwickelt hat, zu mildern.

Die anfängliche Situation in unserer Einrichtung und das familiäre Milieu heute

Die Mutter, die nur sehr wenig deutsch spricht, arbeitet nicht beruflich und hält sich viel in der Wohnung auf. Sie zieht Max morgens an, kocht für die

Kinder und nennt sonst keinerlei Aktivitäten, die sie mit Max verbinden. Die Schwester, die fließend deutsch spricht, geht ins Gymnasium.

Im Gespräch mit den Familienmitgliedern ist es die Großmutter, eine wache, aktiv wirkende, deutschstämmige Polin, die die Führungsrolle in dieser Familie übernimmt. Durch die fehlenden deutschen Sprachkenntnisse der Mutter wird diese Rollenverteilung noch verstärkt. Die Mutter und Schwester sprechen mit Max polnisch, die Großmutter ist sehr deutschfreundlich und ließ den ursprünglich polnischen Vornamen von Max eindeutschen, so daß Max einmal mit seinem ursprünglichen Namen, ein anderes Mal mit seinem eingedeutschten Namen gerufen wird.

Auf die Frage, wofür sich Max zu Hause interessiere, schildert die Familie kurzfristiges Interesse für «Neues» (wie z. B. eine Microwelle), was sich sofort wieder verliere. Max trieselt vor allem stundenlang, mit Papier oder noch lieber mit Orangenschalen, die «schwerer» wären und vor allem auch ein Geräusch machten, wenn sie auf die Tischplatte oder den Boden fielen.

Dieselben Beobachtungen machten wir auch tagsüber in unserer Einrichtung. Wird Max nicht von außen stimuliert und zu einer Tätigkeit aufgefordert, verfällt er in sein stereotypes Trieseln am Boden oder in exzessives Lutschen an Gegenständen, wobei er aufgeregt durch den Raum geht.

Musiktherapeutische Arbeit mit Max

Die nun folgende Dokumentation beschreibt meine Arbeit mit Max im Zeitraum von zwei Jahren und neun Monaten. Sie wurde nach diesem Zeitraum noch fortgesetzt.

Es fanden 116 Therapiestunden, in der Regel einmal pro Woche mit einer Dauer zwischen 15 und 60 Minuten, statt.

Die Dokumentation der Arbeit basiert auf Gedächtnisprotokollen, die ich jeweils nach den Stunden anfertigte, auf Videoaufzeichnungen, die nur bei guter personeller Besetzung – also in unregelmäßigen Abständen – von einem Erzieher der Einrichtung, einer dem Kind bekannten Person, angefertigt wurden, und Tonbandaufnahmen.

Die wesentlichen Stationen dieser Arbeit sind in 18 Kapiteln beschrieben, wobei einer möglichst objektiven Beschreibung der Stunde jeweils meine persönlichen Beobachtungen und Interpretationen sowie ein methodisches Kapitel folgen. Die Videomitschnitte sind besonders ausführlich beschrieben, um Maxens Verhalten und meine Interventionen genau zu erfassen.

Die erste Stunde

Ich beginne die Arbeit mit Max, zwei Monate nachdem er in unsere Einrichtung gekommen war.

Ein blonder, zart aussehender Junge mit fein geschnittenem Gesicht kommt in mein Zimmer gelaufen. Er hat einen Katalog in der Hand, den er so dicht an seiner rechten Wange aufblättert, daß sichtlich ein Lufthauch entsteht. Den Kopf schräg zur Seite geneigt, den Blick in die Weite gerichtet, läuft er immerzu diagonal durch den Raum. Mal schneller, mal hält er inne, blättert weiter und setzt dieses wiederkehrende Ritual fort. Seine Motorik wirkt normal, würden nicht eigenartig ruckartige Bewegungen des Oberkörpers seinen Gang plötzlich begleiten.

Im Raum befanden sich außer einem Puppenhaus (die Psychologin arbeitet sonst in diesem Raum) Musikinstrumente: ein Bigbom (eine Schlitztrommel, die so groß ist, daß zwei Personen darauf sitzen können), eine große Doppelfelltrommel, Klangstäbe, ein Becken, Flöten und kleine Percussions- und Effektinstrumente.

Max scheint unberührt von all diesen optisch gut sichtbaren und sonst für Kinder zum Spiel auffordernden Instrumenten zu sein.

Er läuft und blättert in seinem Katalog.

Ich beginne, seinen Laufrhythmus auf dem Bigbom zu begleiten und leise dazu zu summen. Sein Blättern nehme ich mit der Stimme in kurzen, schnellen Achtelbewegungen auf, um dann wieder zu seinem Geh-Laufrhythmus zurückzukehren. Eine direkte Reaktion auf mein Spiel kann ich zunächst nicht bemerken.

Max setzt sich schließlich hin, nimmt sich eine Figur aus dem Puppenhaus, führt sie zum Mund und beginnt, hörbar an ihr zu lecken.

Dann nimmt er eine Klangplatte vom Baßmetallophonstab und leckt mit fast süchtig wirkender Intensität an deren Rand entlang.

Die getriebene Unruhe, die das Laufen und Blättern vor dem Gesicht ausstrahlt, ist hierbei spürbar. Ich habe das Gefühl, absolut außerhalb dieser Aktivität zu stehen, Beobachter einer in sich lebensnotwendigen Bewegung zu sein, die durch nichts von außen unterbrochen werden darf. So versuche ich, diese angespannte Atmosphäre im Raum musikalisch einzufangen. Ich spiele auf weiteren Klangstäben, die neben Max am Boden stehen. Zwischen den immer wiederkehrenden Pausen meiner Melodie hört man deutlich Maxens Schmatzgeräusche. Seine Erregung und Getriebenheit drücke ich durch schnelles Wechseln weiterer Instrumente aus. Durch plötzliche Wirbel auf der Pauke, dem Becken und Schellenring versuche ich ihm bewußt zu machen, was er da tut und wie sich das anhört. Sein Blick ist in die Weite gerichtet, als ahne er etwas von diesen hörbaren Annäherungsversuchen, als höre er etwas von weit her, das mit ihm zu tun haben könnte.

Er trieselt nun mit Plastiklöffeln, die er im Puppenhaus gefunden hat. Ich ziehe mich mit meinem Spiel auf einen langklingenden Ostinato (ein sich ständig wiederholendes Motiv) zurück, entlasse ihn so aus meiner direkten Beobachtung und versuche, eine ruhige «klingende» Atmosphäre im Raum zu verschaffen. Sein Trieseln wird langsamer. Als ich aufhöre zu spielen, verläßt er den Raum.

Das stereotype Verhalten

B/I[5]

Max ist durch seine ausgeprägten stereotypen Verhaltensweisen voll in Anspruch genommen. Seine Wahrnehmung scheint nach innen gerichtet, sein Blick geht ziellos in die Ferne. Seine Mimik ist ernst und bleibt unverändert. Seine körperliche Anspannung und Getriebenheit überträgt sich zunächst stark auf mich und prägt die Atmosphäre im Raum. Ich habe das Gefühl, von ihm nicht wahrgenommen zu werden.

Verändern der Atmosphäre im Raum

M[6]

Das Erklingen von Musik verändert die Atmosphäre des Raumes, der sonst still und nur von dem durch das Laufen und Buchblättern des Kindes entstehenden Geräusch erfüllt ist. Die zunächst daraus entwickelten rhythmischen Ostinati (s. o.) auf der großen Schlitztrommel (Bigbom) gehen am Ende der Stunde in eine langklingende Stimmungsimprovisation auf den Baßmetallophonstäben über, die Max wie ein «Biotop» umgeben.

Begleiten der Aktivitäten des Kindes – sich bemerkbar machen – Ausbalancieren von Nähe und Distanz

M

Durch das Aufnehmen seines Lauf- und Gehrhythmus, seiner Schmatzgeräusche und der ständig angespannten Bewegungen seiner Hände versuche ich, mich bemerkbar zu machen und mich in seine Welt einzumischen. Nicht zu lange darf dieses Begleiten seiner äußerlich sichtbaren Rhythmen geschehen. Immer wieder verlasse ich Max auch und spiele meine eigene Musik, die sich mehr intuitiv aus der Situation und meinen Gedanken und Gefühlen (wie fühle ich mich in der Gegenwart dieses Kindes?, wie mag sich dieses Kind

---

5 B = Beobachtung / I = Interpretation
6 M = Methodisches

innerlich fühlen?, welch innerer Zustand führt zu seinen Aktivitäten?) ergibt, um schließlich immer wieder, wie beiläufig, zu ihm zurückzukehren.

Dieses Aufnehmen seines Rhythmus soll ihm die Basis schaffen zu bemerken, was er tut.

Die unausgesprochene, aber hör- und spürbare Aufforderung heißt:

Höre, was du tust.

Schau, was du tust.

Mein Spiel muß die Nähe-Distanz-Bedürfnisse des Kindes mit dem Ziel berücksichtigen, seine Wahrnehmung nach außen zu öffnen und nicht durch allzu bedrängendes Agieren seine Angst zu erhöhen und ihn dadurch noch mehr zu verschließen. Dieses Pendeln zwischen genauem Beobachten, Aufnehmen der Bewegungen, Erfassen des inneren Zustandes des Kindes und dem Wahrnehmen der eigenen, sich in der Situation entwickelnden Gefühle ist der häufigste Zustand des Therapeuten. Das drückt sich in der Musik aus, indem einmal mehr das Kind, einmal mehr mein innerer Zustand die musikalischen Einfälle bestimmt.

Der Rückzug auf mich und meine Gefühle erfolgt bewußt, um dem Kind Raum zu geben, den es braucht, und es nicht ständig dem belastenden Zustand auszusetzen, von einem anderen Menschen beobachtet und in den absoluten Mittelpunkt seiner Wahrnehmung gestellt zu werden.

Das stereotype Verhalten
(2. Stunde)

Max kommt gerne in die Stunde. Er bringt sein Buch zum Blättern mit. Sein Weg ist die Diagonale im Raum. Sein Lauftempo ist langsamer geworden, überhaupt scheint er der Situation weniger aufgeregt zu begegnen.

Zunehmend reagiert er direkter auf die Musik. Ich besinge, was er tut, nehme den sichtbaren Rhythmus seiner Bewegungen auf, entferne mich aber immer wieder, indem ich frei improvisiere und damit einen Klangraum schaffe, der nicht direkt mit ihm und seinem Tun zusammenhängt.

Max, seinen Kopf schräg haltend, mit dem Blick nach draußen gerichtet, hält öfter versonnen inne und scheint «in sich aufzunehmen», was er da hört.

Ein erster Kontakt wird deutlich, als ich den Rhythmus seines Trieselns auf dem Bigbom hörbar mache. Max hält inne, trieselt weiter und mein Spiel richtet sich ganz nach seinem Tun. Er verändert, beschleunigt seine Bewegung, verlangsamt sie, läuft aber nicht weg, sondern ist aufmerksam, was da passiert. Nach diesem kurzen «Zusammenspiel» steht er auf und läuft wieder seine Diagonale, als wäre nichts geschehen. Sein Blick wischt über mich hinweg, als führe ein Auto an ihm vorbei oder als blicke er aus einem fahrenden Zug in die Landschaft.

Daraus entsteht ein Zug-Lied und eine erste Spielform.

Max setzt sich auf die große Doppelfelltrommel und ich spiele einen ratternden Zugrhythmus auf dem eisernen Rand der Trommel in Kombination mit dem Fell, auf dem er sitzt, wobei er die dabei entstehende Vibration zu spüren bekommt. Ich singe: «Der Max, der Max fährt mit dem Zug, die Karin, die Karin fährt auch mit dem Zug. Es geht dahin durch Wald und Feld, es geht dahin, dahin, dahin...»

Maxens Mimik zeigt, daß er zuhört und aufnimmt. Er steht genau am Ende des Liedes auf und kehrt zur Trieselbewegung zurück, die ich als Zwischenspiel in das Zuglied einbaue. Diese erste «Spielform» wird sich noch in zwei weiteren Stunden wiederholen, ich beschreibe es später.

Der erste Kontakt

B/I

Max läßt sich zum ersten Mal vom Klang des Bigbomrhythmus «berühren». Er weicht dem gemeinsamen Rhythmus nicht aus, sondern hört und beobachtet, wie dieses zu «Hörende» mit seinem «sichtbaren eigenen Tun» zusammenhängt. Es gibt mir zum ersten Mal das Gefühl, einen *Kontakt* mit Max initiiert zu haben, auch wenn es zunächst kein Kontakt zwischen mir und ihm, sondern ein Kontakt zwischen ihm und dem zu hörenden Rhythmus ist.

Das Finden einer Spielform

B/I

Die erste Spielform ergibt sich aus meinen Assoziationen, die Maxens Gesichtsausdruck in mir auslöst. Die Spielform, d. h. etwas Wiederholbares, Geformtes zu finden, ist zur *Schaffung von Distanz* sehr wichtig. Max erfaßt sichtlich die Form, indem er genau am Ende des Liedes aufsteht, was sich in zwei weiteren Stunden wiederholt. Auch die Erinnerung an das Zugspiel signalisiert er durch das «sich auf die Trommel setzen» mit einer mimisch erkennbaren Erwartungshaltung.

Der erste Kontakt

M

Nach oft wochenlanger Arbeit ist dieser Moment des Kontakts eine vor allem auch für den Therapeuten erlösende Situation. Erst an dieser Stelle der Arbeit merkt man, welch große Anstrengung es kostet, Kontakt anzubieten, sich auf ein beziehungsgestörtes Kind einzustellen, ohne zunächst selbst wahrgenommen zu werden, ohne eine Resonanz zu erfahren. Wieviel eigene Kraft dadurch gebunden wird und wieviel Energie und Hoffnung auf Entwicklung frei werden, wenn man nun den ersten Kontakt, die erste symbolische «Berüh-rung» erlebt hat, wird hier deutlich.

Die größte «Gefahr» für den Therapeuten ist es nun, diesen Kontakt über die Maßen ausdehnen zu wollen bzw. ihn in der nächsten Stunde sofort wieder vom Kind zu erwarten. Er läßt sich nicht «fordern» oder gar «üben». Man kann sich nur bereithalten in der Gewißheit, daß einmal Erlebtes nicht verloren gehen kann.

M. E. ist sogar nach solchen «Stern-Minuten» das Kind besonders abweisend, ja oft über sich selbst erschrocken. Das werde ich noch in der Arbeit mit anderen Kindern genauer beschreiben. Wir müssen uns vorstellen, daß dieses Gefühl von «Gemeinsamkeit», das hier entsteht, ein vom Kind oft lange nicht mehr oder noch niemals empfundenes Gefühl darstellt, ungewohnt, neu und daß dieses daher ängstigend wirken kann. Hohe Ambivalenz ist spürbar, die Sehnsucht nach Kontakt ebenso wie eine gleichzeitige Angst davor (s. nächste Stunden mit Max).

Das Finden einer Spielform

M

Eine *Improvisation*, die das Kind am Anfang der Stunde «atmosphärisch» begrüßen soll, bedeutet eine erste Annäherung. Eine direkt vom Kind, z. B. aus seinen Bewegungen entwickelte Improvisation erzeugt Nähe.

Die aus der aktuellen Situation entwickelte *Spielform*, die die Impulse des Kindes zwar aufgreift, sie aber bewußt gestaltet, bietet mehr Distanz und ermöglicht als «Übungsfeld» eine wiederholbare Erfahrung des Beziehungs-geschehens.

Es kann sich dabei um eine *selbsterfundene Spielform* handeln, oder es fällt einem ein tradiertes Spiel ein, das gerade zur Situation paßt. Das *tradierte Spiel* kann jederzeit wiederholt werden. Das selbsterfundene Spiel sollte man sich nach jeder Stunde aufschreiben. Zu leicht geht es verloren, vor allem, wenn man mit mehreren Kindern nacheinander arbeitet.

Erfahrungen mit dem Mund und mit der Hand – Erstes Anspielen eines Instrumentes
(3. Stunde)

Statt seines Buches hat Max einen kleinen Gegenstand, ein Spielzeugauto, in den Händen und lutscht exzessiv mit hörbaren Schmatzgeräuschen daran. Dazu geht er diagonal wie bisher durch den Raum, in einem aktiven, immer etwas angespannten Tempo. Er wirft kurze schweifende Blicke auf das Puppenhaus, auf die große Schlitztrommel, auf der ich sitze und zu spielen beginne.

Ich finde ein «Schmatzlied», besinge sein Tun mit immer wieder freien, seinem Gehrhythmus angepaßten improvisierten Zwischenteilen. Er setzt sich auf den Boden, trieselt kurz mit Puppenlöffeln, die vor dem Puppenhaus liegen, und greift sich einen Klangstab (Baß-Metallophon). Er nimmt die Klangplatte ab und führt sie sofort zum Mund, beleckt sie von allen Seiten mit äußerster Intensität, als handele es sich um einen köstlichen Schokoladelutscher. Ich mache immer wieder Pausen, um ihm seine Schmatzgeräusche deutlich hörbar zu machen. Max reagiert gelassen. Er legt den Klangstab zurück.

Ich biete ihm einen Schlegel an. Er nimmt ihn mit der rechten Hand und spielt zwei Töne auf dem Stab, zuckt jedoch sofort zurück, als handele es sich um eine heiße Herdplatte, die er aus Versehen berührt hätte. Er läßt den Schlegel los wie einen nassen Lappen und wendet sich seiner Trieselbewegung zu, diesmal mit Papierschnitzeln, die er immer bei sich trägt oder am Boden findet. Ich wende mich wieder der Schlitztrommel zu und begleite vorsichtig seine Trieselbewegung. Aufmerksam läßt er dies zu. Er hält in der Bewegung inne, beginnt von neuem. Ja, er wartet schließlich auf meine Begleitung und möchte dieses gemeinsame «Spiel» wiederholen.

Taktile Erfahrungen mit dem Mund

B/I

Das exzessive Befühlen und Beschmecken eines Gegenstandes ist ein häufig beschriebenes Verhalten autistischer Kinder. Es erinnert an das spontane Zum-Mund-Führen von Gegenständen bei ganz kleinen Kindern. Der Unterschied ist nur, daß dieses «mit dem Mund begreifen» zu keinem «Ergebnis» führt, d. h. die Wahrnehmungen, die mit dieser Handlung verbunden sind, ermuntern das autistische Kind nicht, weitere neue Wege des «Begreifens und Erkundens» zu gehen. Es verharrt immer wiederkehrend in derselben Lutschbewegung und derselben taktilen Berührungserfahrung. So entsteht für den Beobachter das Gefühl einer stereotypen Bewegung, die keine sichtbare Entwicklung beinhaltet.

Erstes Anspielen eines Klangstabes

B/I

Maxens erstes Spiel auf dem Klangstab und seine Reaktion darauf habe ich auch bei anderen autistischen Kindern erlebt. Ich nehme an, daß das beim Instrumentalspiel entstehende Phänomen «Ich höre mich» zu dieser spontanen Abwehrhaltung führt. Ein Mensch, der sich selbst und seine Umwelt nicht in dem für uns gewohnten Sinne wahrnimmt, ja der – so scheint es jedenfalls –

alles tut, um keine Beziehung zu sich und der Umwelt herzustellen, erschrickt über dieses «Ich höre mich» und beendet sofort dieses Tun.

Vergleichen wir dieses Phänomen mit Reaktionen bei normalen Kindern: Schon der optische Aufforderungscharakter der Instrumente, die sich im Raum befinden, würde Kinder dazu führen, sie gleich anzuspielen, sie zum Klingen zu bringen. Das vorhandene Selbstgefühl und eine gewisse Neugier des Kindes würden durch den entstehenden Klang «verstärkt» werden, dieses «Ich höre mich» würde zur Wiederholung, zum Weiterspielen verleiten.

Das Besondere der «autistischen» Reaktion ist also das Nicht-Schließen des Kreises «Ich höre – ich höre den von mir selbst erzeugten Klang – ich höre mich».

Max konnte weiterhin nur die Verbindung ertragen, die ich durch das instrumentale und vokale Begleiten seiner ganzkörperlichen Bewegung im Raum, seiner Schmatzgeräusche mit dem Mund und seiner Handbewegungen beim Trieseln herstellte. Ja es schien ihm sogar zu gefallen, daß da «etwas ist», das Verbindung zu seinem Tun herstellte. Die direkte Akzeptanz des Sich-selbst-Hörens galt es noch zu entwickeln.

Ambivalenz und Provokation

M

Wieder balanciere ich Nähe und Distanz aus, indem ich Maxens Handlungen direkt besinge, sein Tun in den Mittelpunkt meiner Aufmerksamkeit rücke, mich aber immer wieder durch frei improvisierte Musik von ihm entferne.

Den Versuch, sein eigenes instrumentales Spiel anzuregen, unternehme ich vorsichtig immer wieder, indem ich Schlegel oder das Instrument direkt dem Kind anbiete. Niemals halte ich aber gemeinsam mit dem Kind den Schlegel.

Das Fehlen der inneren Motivation, selbst «aktiv» zu werden, auf «Neues» zuzugehen, von außen gesetzte Reize als Aufforderung zu eigenem Tun zu verstehen, gehört zu den Kernproblemen autistischer Kinder. Das «Reizangebot» von Eltern oder Therapeuten muß daher eindeutig und stark, aber nicht zwingend oder gar überwältigend sein.

Als Therapeut habe ich in erster Linie die Nähe-Distanz-Problematik auszuloten, um dann eindeutig zu entscheiden, ob ich handelnd oder abwartend auf das Kind reagiere.

Die größte Schwierigkeit ist es, nicht ebenso ambivalent wie das Kind zu reagieren.

Folgenden inneren, unausgesprochenen Dialog führte ich oft mit mir in solchen Situationen:

Ich zum Kind gewandt (vorsichtig, mit oft zu leiser Stimme): «Ich möchte dich erreichen, ich möchte dir zeigen, womit du spielen, dich äußern könntest, schau doch mal, was ich da habe!»

Kind: «Ich bin in meiner Welt, tue, was ich tun kann, irgendwas ist da, was mit mir Kontakt nehmen will, was auf mich zukommt, aber davor habe ich Angst, wer weiß, was das ist, wer weiß, ob ich das verkrafte.» *Ich* (spüre dies und denke): «Ach, du willst es nicht, du hast Angst, aber was könnte dir helfen, diese Angst zu überwinden. Weshalb traust du dich nicht?»

Hier muß man sich m. E. als Therapeut zu einer «lauteren» Stimme entscheiden oder ein anderes, vielleicht besseres, d. h. noch mehr vom Kind ausgehendes Angebot machen. Das «Kontaktangebot» darf nicht «*zu*» vorsichtig sein, es muß eindeutig und für das Kind «wahrnehmbar» sein. Eine eindeutig ablehnende Reaktion beim Kind hervorzurufen, ist dann trotzdem besser, als eine in der Ambivalenz verharrende. Ein anhaltendes ambivalentes Verhalten beläßt beide, Kind wie Therapeut, in unangenehmer, unproduktiver Spannung, die meist mit gegenseitiger Enttäuschung endet. Eine (kurze) negative Reaktion ist besser als keine Reaktion. Nur sie führt zu neuen Ideen und zu neuen Handlungen.

Provokation, pro-vocare, wie es G. Orff (1984b, S. 17) beschreibt, «soll ‹hervorrufen›, soll einen Reiz darstellen, der interessiert, die Fassungskapazität etwas erweitert und dadurch anreichert... Ein neuer Reiz provoziert, im angreiferischen Sinne, bewirkt aber neue Kapazität. Jeder Wachstumsprozeß hängt mit Provokation zusammen. Wenn sie richtig ist, fördert sie die Wachstumspotenz von innen nach außen, macht sie sichtbar.»

Erste zwischenmenschliche Reaktionen – Ambivalenz
Erstes Anspielen eines Blasinstrumentes
(4. Stunde)

Max wird von einer Erzieherin in einem Rollwagen in meinen Raum geschoben.[7] Ein Tuch verdeckt ihn. Dies sei sein neues Lieblingsspiel: «Zug-spiel», nennen es die Mitarbeiter. Ich begleite das Hin- und Herschieben mit einer entsprechenden Melodie auf dem Xylophon. Plötzlich springt Max aus dem Wagen und verläßt den Raum. Er setzt sich vor die Tür und trieselt. Ich lasse die Tür offen und begleite ihn diesmal auf einem Standbecken. Er reagiert mimisch, schmunzelnd, kommt wieder herein und klettert auf das Klettergerüst. Für mich völlig unerwartet kommt er auf mich zu und drängt mich aus dem Raum, indem er mich eindeutig hinausschiebt. Ich muß gehen, obwohl er mir aufgeregt nachschaut. Schließlich kommt er aus dem Raum heraus und gibt mir seine Triesel in die Hand. Ich behalte sie kurz und gebe sie ihm vorsichtig wieder zurück.

---

7 Ich habe aus organisatorischen Gründen einen neuen Raum bezogen, in dem außer meinen üblichen Instrumenten ein Klettergerüst angebracht ist

In der nächsten Stunde schlägt er mir die Tür vor der Nase zu, als ich hinter ihm meinen Raum betreten will. Dann öffnet er sie wieder, und ich darf eintreten. Die Stunde verläuft mit Trieseln, das ich diesmal mit größerer Distanz begleite, und mit dem genüßlichen Ablecken aller Klangstäbe, die ich anspiele. Er nimmt jeden Klangstab, den ich zum Erklingen bringe, vom Holzkasten ab, führt ihn zum Mund und legt ihn ab. Dieses «Spiel» setzt er fort, bis keine Klangplatte mehr auf ihrem Kasten liegt.

Ich biete ihm daraufhin eine Flöte an. Er bläst spontan hinein, nur einen Ton, dann legt er sie ohne Hast oder Angst weg. Ich reagiere mit einer Mundharmonika, spiele mehr beiläufig ein Kinderlied und halte größere Distanz als in den letzten Stunden zu ihm, in dem ich auch «für mich» spiele. Ich beende die Stunde mit einer freien Stimmungsimprovisation, wobei ich die große Trommel und meine Stimme (ohne Text) einsetze.

Ambivalenz

B/I

Die Ambivalenz, den Raum zu betreten, das «Mich-Hinausdrängen» aus dem Raum, zeugen von einer Beziehung, die Max zu mir aufgenommen hat. Sie drückt sich in der damit verbundenen Erregung und in dem sich nie ganz Entfernen aus. (Er bleibt vor der Tür sitzen, gibt mir seine Triesel in die Hand). Ich reagiere mit Distanz, mit vorsichtigerem Begleiten seiner Aktivitäten, indem ich mich immer wieder auf «meine eigene Musik» zurückziehe.

Daß zwischen uns größere Nähe entstanden ist, zeigt sich auch beim Abnehmen der Klangplatten. Ich spiele – er nimmt sie ab und beleckt sie. Konsequent führt er diesen Vorgang zu Ende.

Erstes Anspielen eines Blasinstrumentes

Interessant ist, daß der Flötenton ihn nicht so erschreckte wie der angeschlagene Klangstab in der vorletzten Stunde. Im Gegensatz zu den meisten anderen autistischen Kindern zeigt Max keine Scheu, Blasinstrumente (Flöte, Mundharmonika) immer wieder in den Mund zu nehmen und auch anzublasen. Er spielt jedoch nie längere Zeit darauf, d.h. man hat den Eindruck, daß er sich nicht selbst zuhört, sondern das Blasen bzw. das Berühren des Instrumentes mit dem Mund, im Vordergrund steht (vgl. das Ablecken der Klangstäbe).

Erste körperliche Berührung
(Videoprotokoll der 23. Stunde)

Ich stelle diese Stunde so genau dar, um sowohl Maxens Verhaltensweisen zu dieser Zeit deutlich zu machen als auch mein methodisches Vorgehen aufzuzeigen.

Es ergibt sich, daß Max in meinen Raum kommt und ich gerade Tanzmusik für Kinder[8] anhöre, die ich für ein anderes Kind aufgenommen hatte. Heute hält er einen Spielzeugkatalog in den Händen, der sich mit seinen großen Seiten besonders gut zum «Vor-dem-Gesicht-Blättern» eignet. Er durchschreitet den Raum in der Diagonale, wie ich es schon von ihm kenne. Immer wieder hält er inne, schaut auf etwas in seinem Katalog, ja zeigt sogar mit dem Finger auf etwas, als würde er lesen und kehrt abrupt zurück zu seiner «Lauf-Blätter-Bewegung».

Ich singe die Melodie der Tanzmusik mit, klatsche den Rhythmus und durchschreite ebenfalls den Raum. Max reagiert mit verändertem Schrittempo. Er geht zunächst, steigert sich mit kleinen Laufschritten, die er kurz vor der Wand, auf die er zuläuft, abstoppt. Dieses dynamische Geschehen versuche ich nun mitzuvollziehen, nehme die Steigerung auch mit der Stimme auf und imitiere seinen Gang in räumlich entgegengesetzter Richtung. Max blättert weiter in seinem Buch, reagiert aber eindeutig mit einem dahinter versteckten «verstehenden» Lächeln. Beim dritten Mal verharrt Max in der Mitte des Raumes, wo sich unsere Wege kreuzen, stutzt und läuft weiter. Beim nächsten Mal knickt sein Oberkörper eigenartig ein, er beginnt jetzt schnell zu gehen und verlangsamt immer am Schnittpunkt unserer Bewegung das Tempo, so daß die körperliche Nähe im Raum eindeutiger wird.

Der erste Kindertanz ist zu Ende. Ich bleibe neben ihm stehen und wende mich seinem Katalog zu, indem ich über seine Schulter schauend die Abbildung einer Trommel entdecke, die wir auch im Raum stehen haben. Ich will sie Max zeigen, aber sofort wendet er sich ab, schaut versonnen in Richtung Fenster und blättert weiter. Ich ziehe mich zurück.

Ein weiterer Tanz erklingt. Ich setze mich auf den Boden, stampfe diesmal den Rhythmus hörbar dazu und nehme pfeifend, wie beiläufig, die Melodie auf. Max läuft wie gehabt, bleibt aber in der Mitte neben mir stehen und läuft dann weiter. Ich nehme dies als Aufforderung, dieses «Spiel» fortzusetzen, warte auf ihn und vollziehe nun parallel zu ihm seine Gangart mit. Im selben Tempo gehe ich mit: Schritt-Schritt-lauf,lauf,lauf – wieder mit einem crescendo (zunehmender Schallstärke). In der Ecke angekommen, dreht er sich um und schaut etwas erstaunt auf meine Füße. Bei der nächsten Drehung stößt Max ein sichtlich erfreutes «hehehe» aus, eine kurze «Lache» und wirft einen schnellen Blick zur Seite, als wolle er sehen, ob ich wohl noch neben ihm sei. Wir bleiben genau im selben Moment stehen und ich betone die Gemeinsamkeit unseres Gehrhythmus durch hörbare, kräftigere Schritte und stimmliches Mitvollziehen. Wieder lacht Max, kurz und gehalten. Ich gehe mal neben ihm, mal in entgegengesetzter Richtung, versuche den spielerischen Charakter zu beto-

---

8 Tänze für Kinder (Fidula FON 1261) aus Portugal, Jugoslawien, Frankreich und Österreich sind mit Stabspielen, Flöten, Gitarre u. a. elementaren Instrumenten aufgenommen. Ich verwende diese Musik gerne, da sie gut ins Ohr geht und die verwendeten Instrumente von den Klangfarben her den Kindern bekannt sind.

nen. Bei der nächsten Wende reiche ich ihm spontan die Hand, wie einem Kind, das man über die Straße führt, und Max gibt sie mir. Den Katalog klemmte er rasch in die andere Hand, wie eine Aktentasche. An der Wand angekommen, erfolgt die übliche Drehung, ich halte meine Hand wieder bereit und wirklich, er legt seine von sich aus hinein. Den Katalog wieder unter den anderen Arm geklemmt, ist sein Gesicht nun frei, sein Gang langsamer, seine emotionale Beteiligung sichtbar. Er gibt ein «eheh» von sich, doch bei der nächsten Wende nimmt er wieder das «Vor-dem-Gesicht-Blättern» auf und ignoriert meine angebotene Hand. Ich löse unser paralleles Gehen auf, stelle mich gegenüber und strecke ihm beide Hände entgegen. Er kommt auf mich zu, schlägt aber einen Haken und läuft an mir vorbei.

Der Tanz ist zu Ende. Man hört nur das Blättergeräusch seines Katalogs, das ich mit einem «tttt-» imitiere.

Der nächste Tanz ist zu hören. Ich reiche ihm nochmals eine Hand, er ignoriert sie, worauf ich mich umdrehe, als hätte ich etwas verloren. Ich nehme einen Schellenring (er ist in der Musik zu hören) vom Boden auf und biete ihn Max an. Vorsichtig versuche ich, ihn gegen den Katalog einzutauschen. Max läßt dies zu, setzt sich neben mich auf den Boden, nimmt den Schellenring in die Hand und läßt ihn langsam, den Vorgang beobachtend, wie einen nassen Lappen wieder fallen (vgl. Schlegel der Stabspiele). Ich rolle den Schellenring nochmals auf ihn zu, aber er nimmt seinen Katalog und setzt seine Lauf-Blätter-Bewegung im Raum fort. Max blickt im Vorbeigehen kurz auf die Kamera und lacht leise verlegen in sich hinein («he,he,heheh» mit einem Glissando, einem Hinweggleiten seiner Stimme über mehrere Tonstufen nach oben).

Der nächste Tanz ist zu hören. Ich suche nach einer neuen Spielmöglichkeit, setze mich auf die große Schlitztrommel und beginne, die Musik spielerisch zu begleiten. Max kommt nach einer Weile zur Schlitztrommel. Ich ermuntere ihn, sich auch darauf zu setzen und biete ihm einen Schlegel an. Da stößt er plötzlich ängstliche Laute aus, läuft zum Fenster, mich mit einer Hand hinter sich herziehend, als wolle er mir etwas ganz Bestimmtes zeigen. Mit ängstlichem Gesichtsausdruck und weinerliche Laute von sich gebend, klopft er auf die Fensterscheibe. Ich bleibe bei ihm, versuche ihn zu verstehen, aber kann nichts «äußeres» Beängstigendes erkennen. Ich klopfe auf die Scheibe, um ihn abzulenken. Max stößt einen «Uh»-Laut aus und hält meine Hand an seine Brust gedrückt. Er zieht mich noch näher an sich heran und schaut gebannt hinaus. Er kneift das linke Auge zu, als müßte er noch genauer etwas anschauen, entspannt sich und wendet sich vom Fenster ab. Mit über die Kamera schweifendem Blick wendet er sich wieder dem Raum zu und steigt auf eine kleine Schlitztrommel, die gerade vor ihm am Boden steht.

Ich nehme seine beiden Hände und bewege sie im Rhythmus der Musik, die immer noch vom Recorder zu hören ist. Ich selbst stampfe den Rhythmus in den Boden und versuche, seine Aufmerksamkeit auf meine Füße zu lenken. Er versucht, die Bewegung zu imitieren, aber der Wechselschritt, der sich zur Musik ergeben hat, ist zu schnell für ihn. Er stößt rhythmisierte Laute aus und kippelt auf der Schlitztrommel hin und her. Die Musik ist zu Ende, ich singe weiter und Max springt auf den Boden, mir seine Hände schlaff überlassend. Ich möchte mit ihm weitertanzen, und als der nächste Tanz beginnt, schaut er wieder auf meine Füße und beginnt von sich aus, mit beiden Füßen hochzuspringen. Wieder stößt er ein «he» aus. Ich antworte ihm mit «he» und versuche, in sein Hüpftempo hineinzukommen. Genau sieben gemeinsame Hüpfer gelingen, dann wendet sich Max ab und bleibt an der Schlitztrommel mit dem Rücken zu mir stehen. Er setzt sich auf die Trommel, ich klatsche, patsche, stampfe weiter, klopfe den Rhythmus der Musik abwechselnd auf die Schlitztrommel, auf seinen Rücken, seine Beine, um den Kontakt nicht abbrechen zu lassen. Ich biete ihm die Hände zum weiteren Tanz an, aber er hält sie angewinkelt am Körper und streckt sie mir nicht entgegen. Ich spiele auf der Schlitztrommel, bis auch dieser Tanz zu Ende ist.

Während ich zum Recorder gehe, um das Band umzudrehen, legt sich Max auf die Schlitztrommel und beginnt sie abzulecken. Als ich zurückkomme, läuft er weg, holt sich eine Klangplatte von einem Metallophonstab und leckt auch diesen in bekannter Weise ab. Ich schalte nochmals Musik ein. Max kommt zurück und legt sich, den Stab leckend, mit dem Rücken auf die Schlitztrommel. Ich steige auf das Instrument und nehme seine mir entgegengestreckten Beine in die Hände.

Ich patsche im Rhythmus der Musik auf seine Beine und Fußsohlen. Max läßt dies geschehen. Bei der nächsten Wiederholung des Tanzes wage ich es, ihm den Klangstab aus der Hand zu nehmen, fasse seine Hände an und führe sie zum Klatschen zusammen. Er zieht sie zurück, reicht sie mir aber wieder, läßt sie ganz locker, so daß ich sie im Rhythmus weiter bewegen kann. Ich singe die Melodie und bewege seine Hände, bis das Stück zu Ende ist. Max rutscht von der Trommel auf den Boden. Ich frage ihn, ob er die Musik[9] noch einmal hören möchte. Max reagiert mit einem «ah-ah-ah» (im Rhythmus des «noch-ein-mal» und im Tonfall eines unzufriedenen Babys, das ungeduldig weitermachen möchte). Ich setze mich ihm gegenüber auf den Boden und beginne, mit den Fingern auf der Schlitztrommel den Rhythmus der vorausgegangenen Musik zu spielen und die Melodie dazuzusummen. Mit schrägem Kopf abwartend, was jetzt passiert, schaut Max wieder kurz in die Kamera und scheint zuzuhören. Es ist sehr leise im Raum, eine stille Atmosphäre breitet sich aus. Nur mein leises Spielen und Summen ist zu hören. Max wendet sich dem neben der Trommel liegenden Katalog zu und scheint zu überlegen, ob er darin zu

---

9 Im Anschluß an die Tänze für Kinder habe ich eine Tanzmusik des Frühbarock (Mainerio, Giorgio: Schiarazula Marazula, Ulsamer-Collegium, Ensemble E. Melkus, Archiv Produktion) auf Band genommen, die sich mit ihren Klatschrhythmen zur Klanggestenarbeit eignet. Sie wird für viele Wochen Maxens Lieblingsmusik

blättern beginnen soll. Nur die äußersten Ecken der Seiten berührt er und blättert ein wenig. Wendet sich dann aber ab, macht am Boden eine Trieselbewegung (ohne daß er irgendetwas zum Trieseln hätte) und rollt sich schließlich am Boden ein (diese Haltung erinnert mich an die eines Fötus im Mutterleib). Ich wende mich ihm zu und spiele weiter auf der Schlitztrommel. Plötzlich zeigt er mit der rechten Hand in Richtung Kassettenrecorder, schaut mich an und erwartet, daß ich die Musik wieder einschalte. Während ich dies tue, gibt Max gepreßte «ah-eh-eh»-Laute von sich und kauert eingerollt am Boden.

Als ich zurückkomme, streckt er mir beide Beine entgegen, und ich kann das Klanggestenspiel in dieser «Wickeltisch-Position» wie vorhin fortsetzen. Max zeigt auf seine Socken, ich soll sie wohl ausziehen. Während ich den Rhythmus auf seine Fußsohlen, seine Beine und wieder auf seine Fußsohlen spiele, sehe ich Max' Hand kurz rhythmisch auf den Boden klopfen. Mit ernster Miene schaut er jetzt zu mir hoch. Als die Musik zu Ende ist, halte ich inne und frage ihn: «noch einmal?» Max zeigt, so am Boden liegend, mit der Hand wieder Richtung Recorder und will die Wiederholung. Während ich hingehe, um die Musikkassette anzuschalten, schaut er in zaghafter Weise den Katalog an, wendet sich aber sofort mir zu, als die Musik erklingt und ich zu ihm zurückkehre. Ich arbeite mit seinen Füßen und Zehen, diesmal noch feiner in der Berührung als beim ersten Mal, aber immer rhythmisch gebunden, während Max mich weiter ernst «studiert». Er hält beide Hände rechts und links wie Scheuklappen neben den Augen, grenzt so sein Gesichtsfeld ein, so als wolle er alle anderen Reize ausschalten und sich besser auf das Geschehen konzentrieren. Zwischendurch klopft er mit der linken Hand wie beiläufig auf die Wand. Als die Musik zu Ende ist, beende ich die Stunde. Er steht langsam auf und verläßt den Raum, kehrt dann nochmals zurück. Er hatte seinen Katalog vergessen.

Das «Vor-dem-Gesicht-Blättern» – die Bewegung im Raum

B/I

Mit diesen stereotypen Bewegungen kommt Max in die Stunde. Er setzt sie immer wieder ein, wenn er den entstandenen Kontakt abbrechen möchte. An der Schlitztrommel am Boden ist er sozusagen «am Überlegen», ob er zu dieser Bewegung, dieser Tätigkeit zurückkehren soll. Immer wenn der Außenreiz nicht «reizvoll» genug ist, ist er versucht, in die Stereotypie zurückzukehren. Er läßt sich kurz den Katalog gegen einen Schellenring aus der Hand nehmen. Alles darf nicht zu lange dauern und darf ihn nicht zwingend von *seiner* Bewegung abbringen.

Seine räumliche Orientierung ist von dem Hin- und Hergehen im Raum geprägt. Sein Gang ist unauffällig. Bemerkenswert ist das eigenartige Einknicken seines Oberkörpers, am Anfang der Stunde, als er m. E. zum ersten Mal meine Gegenbewegung wahrnimmt. Sein Tempo verändert sich je nach emotionaler Beteiligung. Hier unterliegt er keiner Stereotypie. Die dynamischen Variationen, das Crescendo und Ritartando (= Verzögerungen), zeigen das Emotionale, das Leben in ihm.

Mimik und stimmliche Äußerungen

B/I

Max hat eine gut zu verstehende Mimik. Freude wie Angst, aber auch konzentrierte, ernste Aufmerksamkeit drückt er darin aus. Interessant ist, wie er sein Gesichtsfeld eingrenzt, als er am Boden liegt und ich mit seinen Beinen und Füßen spiele (Wickeltischposition). Eine Reaktion, die ich auch bei anderen Kindern in ähnlicher Weise erlebt hatte. Stimmlich jedoch ist er zurückhaltend und läßt nur in emotional besonders berührenden Situationen «etwas von sich hören». Alleingelassen ist er ganz still und gibt keinen Ton von sich.

Das erste kurze *Lachen* erklingt, als er das gemeinsame Geh-Lauf-Spiel wahrnimmt. Sein Lachen klingt wie ein gehaltenes Ausstoßen einer freudigen Emotion. Ein erstauntes «eheh», ein beängstigtes «uh» (am Fenster, eine Reaktion, die in seiner Anamnese beschrieben wurde und die ich später nicht mehr erlebt habe), ein freudiges «he», als er zu springen beginnt, ein den Tonfall des fragenden Wortes «noch einmal» imitierendes *«ahahah»*, ein mich auffordernedes «ah-eheh» (ich möge die Musik wieder einschalten), gehören zu seinem «Sprachrepertoire». Das sonst schon öfter gehörte «Mama», das er als Ausdruck von «nein, nicht das» oder als Aufforderung «gibt mir das» verwendet, kommt in dieser Stunde nicht vor.

Instrumente – Beziehung zu Gegenständen

B/I

Auch in dieser Stunde zeigt sich, daß Max Musikinstrumente (Schellenring, Schlitztrommel und andere sich im Raum befindende Instrumente) nicht als Aufforderung zum Spielen verwendet. Den von mir ihm direkt in die Hand gegebene Schellenring läßt er fallen, den Schlegel der Schlitztrommel ebenso. Er leckt an der Trommel und dem Klangstab, den er selbst zu diesem Zweck von seinem Resonanzkörper nimmt. Er zeigt keine innere Motivation, ein Instrument zum Klingen zu bringen, obwohl er motorisch dazu in der Lage wäre und ich durch mein eigenes Spiel anregend wirken könnte.

Körperliche Berührung

B/I

Das Hand-in-Hand-Laufen ist unser erster körperlicher Kontakt. Seine Hand ist weich und anschmiegsam, und er läßt diese taktile Erfahrung unter dem Anreiz des Spiels, das sich entwickelt hat, geschehen, ja er inszeniert selbst, allerdings nur einmal, eine Wiederholung. Dann zieht er sich wieder zurück. Die Klanggestenarbeit an seinem Körper ist vor allem im Liegen (Wickeltischposition) mit seinen Beinen und Füßen möglich. Hier wünscht er sogar die direkte körperliche Berührung, indem er mich auffordert, ihm die Socken auszuziehen. Diese im Spiel stattfindende taktile Erfahrung hält er aufmerksam und gerne durch, ja auch hier fordert er zu einer Wiederholung auf, indem er mir erneut die Beine entgegenstreckt. Entscheidend ist die «geformte», durch den Rhythmus der Musik geleitete Berührung, sie war kurz, immerwiederkehrend und mit der Intention: «Spüre, was du hörst.»[10]

Selbstgefühl – vom Kind ausgehend arbeiten

M

Max zeigt mit der Hand, wenn er eine Wiederholung wünscht. Ich achte, auch während wir tanzen, auf seine eigenen Bewegungsimpulse. Das gemeinsame Hüpfen entsteht zwar durch mein Angebot des Wechselschritts zur Musik, aber in Erwartung eigener Lösungen des Kindes. Jeder auch noch so kleine Impuls seiner eigenen Ideen muß bemerkt und bestätigt werden, indem ich ihn aufgreife und imitiere, also sofort reagiere.

> Ein Impuls des Kindes, jede eigene Aktivität – und sei sie noch so klein und kurz – ist das Wertvollste, das wir vom autistischen Kind «geschenkt» bekommen können. Dieser *Ausdruck des Selbst* darf nicht übersehen oder überhört werden. Nur wenn das Kind spürt, daß wir *jeden Ausdruck* in seinem Wert schätzen und daraus ein gemeinsames Spiel entwickeln können, wird es diese Anstrengung, sich *selbst* zu zeigen, etwas *selbst* zu tun, wiederholen. Der Sinn seines Tuns wird erst dann deutlich, wenn wir auf das Kind und seine Äußerungen eingehen.

Umgehen mit stereotypem Verhalten – Bewegungsimitation

M

Wie nach der dritten Stunde schon beschrieben, ist die häufigste Anfangssituation jeder Stunde geprägt durch die vom Kind angebotenen stereotypen Handlungen. Da in dieser Stunde bereits Musik vom Kassetten-Recorder zu hören ist, reagiere ich direkt auf Maxens «Lauf-Blätter-Stereotypie», indem ich seine Bewegungen aufnehme. Wieder die «Nähe-Distanz» berücksichtigend, wähle ich zunächst die gegengleiche, später die direkte Imitation seiner Bewegung im Raum. Die körperliche Nähe wird von ihm sensibel wahrgenommen. Sie ist von meiner Seite provokativ («schau, hier bin ich»), auffordernd («ich möchte mit dir spielen, gehen, tanzen») und zugleich verstehend («bleib, wo du bist, laß mich nur mitmachen») gemeint.

10 s. Methodisches zu «Klanggesten», S. 50

Maxens nichtsprachliche, körperlich durch Weggehen und Beenden dieser kurzen Gemeinsamkeiten (im selben Rhythmus gehen, laufen, springen) ausgedrückten Reaktionen geben mir Hinweise für die nötige Distanz, die ich immer wieder herstellen muß, damit Max den Kontakt nicht abbricht. Diese ständigen nur kurz andauernden Kontakterfahrungen sind deshalb so anstrengend, weil man beim Abbruch des Kontaktes immer wieder mit einer enttäuschten Erwartungshaltung fertig werden muß. Erst die langjährige Auseinandersetzung mit diesem für autistische Kinder so typischen Verhalten wird die eigene Kränkbarkeit mildern.

Die Angstsituation (zum Fenster laufen) könnte sich entwickelt haben durch die zu große Nähe, die, auf der Schlitztrommel neben mir sitzend, entstanden ist. Sie konnte durch meinen von ihm gewünschten Beistand in dieser Situation relativ schnell wieder aufgelöst werden.

Die unmittelbare Imitation von Bewegungen ist eine sehr direkte Form der Kontaktaufnahme und muß daher mit großem Feingefühl eingesetzt werden. In Abhängigkeit des gerade akut vorhandenen Selbstgefühls erlebt das Kind die Imitation seines Tuns als Verstärkung und wird damit fortfahren, oder es erlebt sie als zu starke Provokation und wird es dann abbrechen oder irritiert beschleunigen. Darauf entsprechend zu reagieren, ist unsere Aufgabe.

Klanggesten als körperliche Stimulation

M

Unter Klanggesten verstehen wir, wie es der Name sagt, Gesten, die einen Klang erzeugen: Klatschen, Patschen (auf den eigenen oder den Körper des Kindes, hörbares Klatschen) und Stampfen. Auch Schnalzen (mit der Zunge) oder das Schnippen mit den Fingern gehören dazu.

Die Klanggeste gehört zu den musikalischen, rhythmischen Äußerungen, die Kinder, von der motorischen Entwicklung her betrachtet, schon sehr früh ausführen können.

Doch untersuchen wir z. B. das *Klatschen* näher. Es beinhaltet das Sich-selbst-Berühren, das Sich-selbst-Hören, und klatscht ein anderer mit, das Mit-jemandem-zusammen-Spielen. Dieser Beziehungsaspekt zum eigenen Körper, zu sich selbst und zum Mitspieler ist es m. E., der das Klatschen so schwerfallen läßt, so daß ich es in der Arbeit mit autistischen Kindern nicht gleich erwarte.

Am ehesten ergibt sich noch die Situation, daß eine Hand des Kindes in meine «hineinfällt» und so ein «Klatscher» entsteht. Ist aber die Beziehung noch nicht hergestellt, wird auch diese Aktivität ganz schnell vom Kind durch Zurückziehen der Hand beendet werden.

Das *Patschen* auf die eigenen Beine oder den Oberkörper, die Arme etc. bzw. auf den Körper des Kindes stellt eine kurze, zeitlich begrenzte und durch einen Rhythmus geformte körperliche Berührung dar. Ich berühre das Kind in dieser Form, wenn ich einen zu hörenden Rhythmus spürbar machen will und wenn ich über das gemeinsame Hören von Musik direkteren Kontakt zum Kind herstellen möchte.

Das *Stampfen* setze ich ein, wenn ich einen vom Kind angebotenen Gehrhythmus verdeutlichen will, um daraus wiederum ein gemeinsames Spiel zu entwickeln.

Schnalzen (mit der Zunge) verwende ich, um das Interesse auf lautliche Äußerung und auf mein Gesicht zu lenken, dorthin, wo der Laut herkommt. Selten wird dieser Laut imitiert, aber er erregt Aufmerksamkeit, Neugierde und bietet dadurch Anknüpfungspunkte für gemeinsames Tun.

Schnippen (mit den Fingern) können Kinder sehr selten, aber es könnte zur eigenen Bewegungsbegleitung und zum Verdeutlichen eines gehörten Rhythmus verwendet werden. Auch hier kann die Eigenart der Klangfarbe die Aufmerksamkeit des Kindes erregen.

Vorteil aller Klanggestenspiele ist die direkte körperliche, eigene oder zwischenmenschliche Erfahrung, die überall im Raum und in vielen Körperlagen stattfinden kann. Da sie rhythmisch gebunden erfolgt, stellt sie keine «private», sondern eine durch den dabei entstehenden Klang geformte und distanziertere Berührung dar.

Schaukeln, berührt und bewegt werden
(27. Stunde)

Nach dieser guten Erfahrung mit Klanggestenspielen in der «Wickeltischposition» kommt Max in die Stunde. Kaum erklingt die bekannte Tanzmusik, setzt er sich auf den Boden, zieht seine Socken aus und streckt mir seine Füße zum Spiel entgegen. Außer den schon geschilderten Spielformen biete ich ihm auch meine Füße am Boden sitzend an. Wir liegen beide auf dem Rücken, sehen uns nicht, nur die Fußsohlen berühren und bewegen sich fein aufeinander abgestimmt zum Rhythmus der Musik, um den anderen nicht zu verlieren.

Der neue Raum, den ich bezogen hatte, bietet die Möglichkeit, eine Hängematte, die für mindestens zwei Erwachsene Platz hat, aufzuhängen. Max nimmt diese Gelegenheit sofort für sich wahr, setzt sich und legt sich schließlich in die Matte, rollt sich wie ein Embryo zusammen und läßt sich schaukeln. Ich berühre ihn zunächst nicht direkt körperlich, sondern bewege die Matte an der herunterhängenden Schnur, später komme ich näher, schaukle die Matte, indem ich die groben Maschen, aus denen die Hängematte hergestellt ist, anfasse und schließlich schaukle ich jedesmal Max selbst an dem mir zugewandten Körperteil (Rücken, Hüfte, Bein) an. Dazu singe ich ein Lied:

«Mein Boot, das schaukelt hin und her
und kommt der Wind dann schaukelts noch mehr
huija, huija...»

Ich singe das Lied auf eine eigene immer wiederkehrende Melodie in D-Dur, in G-Dur, in a-Moll, verschieden laut und mit geringen Tempovariationen, ganz dem Schaukelrhythmus angepaßt. Um diesem Geschehen eine Form zu verleihen, setze ich eine weitere Strophe hinzu:

«Und hört der Wind nun auf zu wehn,
so bleibt mein Boot ganz langsam stehn.
huija, huija...»[11]

Hierbei höre ich langsam auf, den Anschwung zu geben und bringe so die Bewegung zum Stillstand.

Max liegt still und eingerollt da und genießt es, geschaukelt und besungen zu werden, ohne einen Laut von sich zu geben. Nur wenn die letzte Strophe dem Ende zugeht, wird er unruhig, stößt jammernde Laute aus, bis ich wieder von vorne beginne.

Einmal frage ich ihn: «noch einmal?», und er imitiert genau und drängend den Tonfall dieses «noch-ein-mal», um nur ja die Wiederholung zu erreichen.

Schaukeln – als Ausgangspunkt für sensorische Integration

B/I

Max geht von sich aus in die Hängematte. Dies ist nicht bei allen autistischen Kindern zu erwarten. Das Verlieren des Bodens unter den Füßen kann bei schlechtem Körpergefühl auch Angst machen, und oft ist die Hängematte so hoch angebracht, daß die Füße des Kindes nicht auf den Boden reichen. Hier sind Hängesitze, die kleiner sind und sich dem Körper rechts und links anpassen, schützender, wobei diese so tief anzubringen wären, daß die Füße des Kindes auf den Boden reichen. Vielleicht will oder kann sich das Kind auch selbst darin anschaukeln.

Max genoß es sofort, geschaukelt zu werden, und das dazu gesungene Lied begleitete seine Bewegung in stimmiger Weise. Die Atmosphäre war geprägt von der Lautstärke des gesungenen Liedes (je leiser – desto beruhigender, je lauter – desto aktivierender) und dem gewählten Tempo des Schaukelvorgangs. Entscheidend war die Atmosphäre, die dabei entstand. Max mußte nichts «können» oder «lernen», sondern er nahm die ihm angebotenen Reize auf und integrierte sie zu einem sinnvollen und ihm damit angenehmen Vorgang.

Durch das Geschaukelt-werden wird nicht nur sein Gleichgewichtsorgan stimuliert und damit eine Aktivierung seiner gesamten Gehirntätigkeit erreicht, sondern sein ganzes Körpergefühl (propriozeptive Reize), die Eigenwahrnehmung wird angeregt. Dazu kommt die akustische Stimulation durch das Lied.

---

11 Das Originallied «Mein Boot, das schaukelt hin und her» ist von B. Böke, Lernspiele 2, Fidula Verlag 1974

Lag er zu mir gewandt, kam der visuelle Eindruck, das Mitgehen meines Körpers, hinzu.

Am Gesicht des Kindes können wir einen aufmerksamen, versonnenen, etwas in sich gekehrten Ausdruck «ablesen», der den Vorgang des «Wahrnehmens» m. E. deutlich macht. Seelisch-körperlich entspannt sich Max, eine Voraussetzung für einen «Wahrnehmungsprozeß». Durch die Spielform angeregt, wünscht er die Wiederholung, die so wichtig ist, um Spuren i. S. von Erinnerungen zu hinterlassen.

Schaukeln – können

M

Es handelt sich hier um einen scheinbar so einfachen Vorgang. Ein Kind in einer Hängematte schaukeln und dazu singen, wer kann das nicht? Da ich immer wieder einmal beobachtet habe, wie dies andere Menschen tun, möchte ich trotzdem auf störende Möglichkeiten hinweisen.

Der geschilderte Vorgang ist nur dann therapeutisch wertvoll, wenn die angebotenen Sinnesreize übereinstimmen. Nur dann wird das Kind diese integrieren und einen «Sinn» daraus beziehen können.

Eine erste Schwierigkeit beim Anschwung geben ist das nicht selbst *Mitvollziehen* der Schwungbewegung. Steht der Erwachsene da wie ein Stock, so unterbricht er den Schwung. Das beim Geschaukelt-werden entstehende Körpergefühl erinnert sicher an vorgeburtliches Getragenwerden. Das Mit-schwingen verlangt ein sich Einfühlen in die Bewegung des anderen, das gewählte Tempo entsteht im Zusammenspiel mit dem Kind und geht nicht alleine vom Erwachsenen aus.

Das hinzugefügte Lied, es kann jedes Schaukel- oder Schlaflied sein, das sich zur Begleitung der schwingenden Bewegung eignet, muß gut hörbar sein und vor allem synchron zur Bewegung erklingen. Die Art zu singen, die *Stimmung*, die der Singende auslöst, wird auch von der Ausstrahlung des Kindes abhängen. Das Lied bzw. die Melodie könnte auch improvisiert sein, aber hier fällt es meist schwerer, eine wiederholbare Form zu entwickeln.

Eine weiterer Störmöglichkeit wäre ein unsensibles Anfassen des Kindes oder, wie ich es einmal erlebt habe, ein abgewandter Körper des Erwachsenen, der, ohne das Kind anzuschauen, den Anschwung so quasi «nebenbei» gab. Jede nicht eindeutige Zugewandtheit – innerlich wie äußerlich sichtbar erschwert es dem Kind, «Kontakt», Beziehung zur Situation und dem Vorgang herzustellen. Auch wenn autistische Kinder ihren Blick oft nicht auf uns richten, spüren sie sicher, ob wir ihnen zugewandt sind oder nicht.

Die emotionale Stimmigkeit, die Grundlage für das «stimmige» Schaukeln, ist Voraussetzung für die Wirkung. Ich muß das Kind gerne schaukeln, ich muß das Lied gerne singen und ich muß davon überzeugt sein, daß dadurch eine zwischenmenschliche Beziehung entstehen kann.

Spielform und Wiederholung

Ich komme hier nochmals auf die Bedeutung der Spielform zu sprechen. Das autistische Kind neigt zu Stereotypien. Jede Aktivität, die es gerne ausübt, könnte zur Stereotypie werden, wenn sie nicht belebt und von zwischenmenschlichen Anforderungen begleitet wird. Gerade das Schaukeln ist ja als Stereotypie bekannt. Da es eine für das Kind angenehme Körperempfindung sein kann, «benutzen» wir sie als Anknüpfungspunkt. Vom Kind, in diesem Fall vom Schaukeln ausgehend, fügen wir andere Sinnesreize hinzu und fordern das Kind damit auf, weitere Sinne zu aktivieren. Es soll selbst aktiv werden und vielleicht sogar einen zwischenmenschlichen Kontakt herstellen. Meiner Erfahrung nach verlängert eine akustisch hörbare Begleitung die Dauer jeglicher Bewegung. Das Kind hüpft länger, wenn es begleitet wird, es geht lieber, wenn man dazu singt. (Jeder kennt dieses Mittel, wenn er mit kleinen Kindern zu lange Spaziergänge macht). Das Singen allein könnte aber auch zum perpetuum mobile werden, das das autistische Kind wie eine aufgezogene Spieluhr erlebt. So ist das Finden einer Spielform mit Anfang und Ende wichtig.

Die Spielform des oben beschriebenen Liedes entsteht durch die neu hinzugefügte Strophe, die ein Ende des Anschaukelns zur Folge hat. Dadurch wird das Kind aufgefordert, selbst eine Wiederholung zu initiieren, d. h. es muß sich mit dem «Anschaukler» in Verbindung setzen, womit ein, wenn auch kurzer, aber notwendiger Kontakt hergestellt wird. Der Erwachsene sollte diesen Moment einfühlsam abwarten, damit dem Kind bewußt wird, daß es selbst einen Wunsch geäußert hat und der Vorgang durch *seine eigene Anstrengung und durch das Herstellen von Kontakt* wiederholt wird. (s. auch Kapitel über «Selbstgefühl», S. 59).

Getragen werden – Erste verbale Zwiesprache
(Videoprotokoll der 29. Stunde)

Diese Stunde beschreibe ich sehr genau. Erst durch das mehrfache Anschauen der Videoaufnahme konnte ich Gesichtsausdrücke und Maxens Mimik interpretieren.

Max kommt mit einem kleinen Spielzeugauto in den Raum. Er lutscht intensiv am Auto, während seine Augen den Raum durchwandern.
Ich schalte den Kassettenrecorder ein, leise ist die ihm wohlbekannte Kindertanzmusik zu hören. Dazu gehe ich im Rhythmus einmal mehr, einmal weniger hörbar durch den Raum, tanze für mich, mehr auf die Musik als auf Max bezogen, ihn dennoch deutlich im Bewußtsein habend. Sein Blick streift die Videokamera und den Kameramann, wie immer ein ihm bekannter Erzieher

der Einrichtung. Am Fenster, wo sich am Boden Instrumente befinden, läßt er unvermutet sein Auto fallen und greift gezielt nach dem dort liegenden Streichpsalter (= ein Saiteninstrument). Er setzt sich hin, seine Mimik zeigt freudiges Interesse. Er legt den Psalter auf seine Knie und streicht mit beiden Handflächen langsam über die Saiten, ohne daß dadurch etwas zu hören ist. Dann nimmt er den Psalter, wie sein Spielzeugauto, zum Mund und zwängt seine Zunge zwischen die Saiten. Es wirkt, als verzehre er einen köstlich schmeckenden Lutscher.

Ich setze mich neben Max und schaue ihm zu. Als er so intensiv seine Zunge zwischen die Saiten steckt, bekomme ich Angst, er könne sich verletzen und ziehe den Psalter etwas von ihm weg. Ich spiele ein paar Saiten an, um ihn den Klang des Instruments hören zu lassen und ihm sozusagen auch andere Möglichkeiten des Umgangs zu zeigen. Er schaut kurz auf meine die Saiten zupfenden Finger, beugt seinen Kopf vor, um die Saiten schließlich nochmals mit seiner Zunge zu erfassen. Als ich trotzdem eine Saite ostinat (= immer wiederkehrend) weiterzupfe, schiebt Max meine Hand weg, ohne mich eines Blickes zu würdigen, so als wäre sie ein lästiger Gegenstand. Er leckt wieder an den Saiten, diesmal mit Blick auf die Kamera. Vorsichtig nehme ich ihm den Psalter aus der Hand. Max läßt dies geschehen, schaut verschmitzt in meine Richtung und nimmt sich die Klangplatte eines Metallophonstabes, der sich in seiner Reichweite befindet. Er schaut sich die metallene Platte an und führt sie ebenso zum Mund.

Ich schalte erneut, diesmal lauter, die Kindertanzmusik ein. Einem inneren Impuls folgend, nehme ich Max von hinten hoch. Ich trage ihn, beide Arme unter seinen Kniekehlen verschränkt. Drehen, leichtes Auf-und-ab-Hüpfen, Hin- und Herschwingen und Wiegen sind die zur Musik passenden Bewegungen, die Max in dieser getragenen Haltung erfährt. Er läßt dies nicht nur mit sich geschehen, sondern lehnt sich genüßlich an meinen Körper an. Den Klangstab, den er eben noch in der Hand und am Mund hatte, läßt er auf den Boden fallen. Ich konnte sein Gesicht ja nicht sehen, aber seine Körperhaltung sagte mir, daß es ihm gefällt, so «getanzt» zu werden. Ich werfe seine Beine etwas hoch und werde lebhafter in meinen Bewegungen. Max reagiert mit einem Lachen (ein Glissando nach oben), als würde er gekitzelt und ruft ein «auah» aus. Sein Gesicht ist – wie ich später im Video sehen konnte – offen und freundlich, sein Blick zur Decke gerichtet. Während der nächsten Takte zeigt er ein ernstes Gesicht, er läßt den Kopf nun nach vorne hängen, so daß er locker im Rhythmus mitschwingt.

Als ein Kindertanz zu Ende ist, setze ich Max auf den Boden, lasse aber meine Arme unter seinen Knien verschränkt und verharre neben ihm hockend in dieser Position. Nach kurzer Pause ertönt der nächste Tanz. Max wendet seinen Kopf seitlich nach hinten und lautiert – auahu – und stößt sich mit beiden Händen vom Boden ab. Ich nehme ihn wieder hoch, zunächst knapp über dem Boden schwingend, dann wie vorhin tanzend. Seine Mimik wechselt von freundlichem Ausdruck (mit geschlossenen Lippen zeigt er Grübchen in seinen Wangen), zu aufmerksamen Blicken über die Kamera, um schließlich aus dem Fenster zu schauen. Ich drehe ihn viel, pfeife oder singe dazu auf verschiedenen Silben die zu hörende Melodie spielerisch in sein Ohr.

Der Tanz ist zu Ende, und ich setze Max auf den Boden. Sein Blick ist erstaunt und erwartungsvoll. Wieder möchte er beim ersten Ton der Musik gleich hochgehoben werden. Ein Laut «äh» und diesmal hochgezogene Schultern und Arme zeigen seinen Wunsch. Dazu wendet er seinen Kopf schräg nach hinten. Ich warte einen Moment, singe die Baßlinie der Melodie mit. Er stößt nochmals einen unwilligen Laut aus wie «ähhh», so daß ich ihn schließlich hochhebe.

Der Tanz, den wir gerade hören, besteht aus einem dreiteiligen Motiv, das sich immer schneller werdend wiederholt. Ich setze mich beim langsamen Teil auf die Schlitztrommel und wiege Max kurz auf dem Schoß hin- und her. Max stößt einen langgezogenen «ahhhh»-Laut aus, streckt die Arme nach vorne und zeigt so, daß er lieber getragen als so sitzend gewiegt werden möchte. Er beobachtet uns dabei in einem auf der gegenüberliegenden Wand angebrachten Spiegel. Ich stehe auf und tanze mit Max wilder und noch pointierter mit vielen Drehungen, entsprechend der sich steigernden Musik. Vor Anstrengung laut stöhnend setze ich Max am Boden ab. Die Musik ist zu Ende. Max läuft zu einem großen Plastikkegel, der in einer Ecke des Zimmers liegt. (Der Kegel ist ein Gerät, das in der Krankengymnastik verwendet wird und das so groß ist, daß sich ein Kind hineinsetzen kann). Er dreht ihn geschickt zu sich, beobachtet ihn und setzt sich schließlich vorsichtig hinein. Ich beginne Max in diesem Kegel zu drehen.

Wie ein Raumfahrer wird er so herumgedreht, sein Kopf ist mal unten, mal oben. Er hält sich rechts und links am Kegelrand fest und zeigt keine Angst. Im Gegenteil, er scheint zu staunen. Ich singe zur Musik und klopfe den Rhythmus hörbar auf die Außenseite des Kegels, drehe ihn von mir weg und wieder zu mir. Von Angesicht zu Angesicht schaukle ich ihn nun und versuche, Max auf meinen Mund aufmerksam zu machen. Babbellaute, wie «brbrbr, blalalal, lllll, bababa», sowie Fingerlippenspiele, wie man sie mit ganz kleinen Kindern macht, sollen seine Aufmerksamkeit erwecken. Zum nächsten Tanz patsche ich den Rhythmus auf seine Oberschenkel und singe bzw. zische und schnalze mit der Zunge. Er läßt dies geschehen, die linke Hand an seinem Mund, die rechte geschlossen an der Seite gehalten. Ich nehme diese von unten in meine Hand und beklatsche sie vorsichtig. Die Pausen zwischen den Tänzen sind Max wieder unangenehm. Er zeigt ungeduldig und von einem stöhnenden «bababa» begleitet, daß er hin- und herbewegt werden will. Ich tue dies langsam und kontinuierlich. Max strahlt, wird wieder ernst und schaut schließlich hochkonzentriert in mein Gesicht. Nach einem kurzen Blick in die Kamera, zwinkert er mit beiden Augen.

«Guckst du zu Bernd, schaust du, was der da macht?», sage ich zu ihm. Max beobachtet die Kamera und bewegt versonnen seine Hand im Kegelinneren. Maxens Lieblingsmusik, der bereits erwähnte mittelalterliche Tanz, ist zu hören. Ich ziehe Max die Schuhe aus und biete ihm an, aus dem Kegel «auszusteigen», um mit mir zu tanzen. Ängstlich schüttelt er den Kopf. Er lächelt erlöst, als ich ihn wie gehabt drehe, reagiert immer wieder ärgerlich, wenn das Bewegt-werden unterbrochen wird. Drehen, drehen, lächeln... ist das Stück zu Ende, halte ich inne... babalalala – ich zeige auf meinen Mund und berühre vorsichtig seine Lippen. Er öffnet sie gespannt und reagiert dann ärgerlich, weil die Drehbewegung aufgehört hat. Das Band ist zu Ende, und ich lautiere in die Stille hinein. Durch sprechende Laute wie «aha-baba» und Zeigen in Richtung Recorder versucht Max, die Musik wieder zum Erklingen zu bringen. Er beobachtet mich genau beim Hantieren am Recorder. Ich sage zu ihm gewandt: «lalala kannst du's schon singen?» (und singe den Anfang des Tanzes). Ich höre einen deutlichen Atemzug von Max, der sich gleichzeitig mit seinen Füßen selbst in seinem Kegel in Bewegung versetzen möchte. Ich spule die Kassette zurück. Max dauert das zu lange. Stöhnend gibt er «ehe-maa»-Laute von sich und wird zunehmend mißmutig, weil er alleine in keine richtige Schaukelbewegung hineinkommt. Er streckt die rechte Hand mehrmals nach oben, als wolle er protestieren, begleitet von einem langgezogenen Ton und verzweifelten Blick. Er klopft ungeduldig mit der Hand im Kegelinneren, strahlt, als ich ihn endlich wieder zu drehen beginne und die Musik erklingt. Kichern ist zu hören. Max löst sogar die Hände vom Kegelrand, so sicher fühlt er sich, rund zusammengerollt wie ein Embryo. Den Kegel wieder aufrichtend, schaukle ich Max jetzt mit dem Rücken zu mir gewandt. Ich lege dabei meine Hände auf seinen Rücken. Auch das gefällt ihm. Wieder «aha»-Laute. Er dreht sich lächelnd zu mir um. Sein Blick schweift von der Kamera zu mir, wieder zur Kamera, wieder zu mir, zwischendurch zwinkert er. Bei der nächsten Wiederholung nehme ich Max aus dem Kegel und trage ihn wie am Anfang der Stunde auf den Armen vor mir her. Nun versucht er mit zurückgeworfenem Blick mein Gesicht zu sehen, wird wieder ernst. «Aha», sagt er in der Pause und macht seine typische Handgeste zur Aufforderung, die Musik zu wiederholen. Durch vieles schnelles Drehen rollen seine Augäpfel mit, als wolle er sich mit ihnen im Raum festhalten. Laut stöhnend, schließlich ist er ein schwerer Junge, setze ich ihn ab und lege mich selbst kurz auf den Rücken, um mich zu entspannen. Max steht auf und fordert mich mit seinem «mama»-Wort auf, aufzustehen und weiterzumachen. Er geht zum Fenster, tastet vorsichtig mit seinen Füßen die am Boden liegenden Chimes (= klingende Metallstäbe) ab. Ich stehe auf und biete ihm Schlegel an. Er läßt sie in üblicher Weise wie nasse Lappen fallen. Max nimmt von sich aus meine Hand und führt mich zum Kegel zurück. Er setzt sich hinein. Ich singe nun laut und deutlich die Tanzmusik selbst und schaukle ihn dazu. Mal leise, mal laut, langsam, schneller, mal mit einer Variante, einer Umspielung der bekannten Melodie, mal nachdenklich-ernst, dann wieder lustig-keck interpretiert. Max klopft sich mit der Hand auf den Kopf (Was will die von mir? Was macht die da?) Er kratzt auf der Plastikoberfläche des Kegels. Nun singe ich in einem lustigen, lebendigen Tempo, baue «ttt»-Laute in die Melodie ein, wie er sie mehr zufällig macht. Sonst singe ich auf «Lala» und halte plötzlich inne. Er dreht sich mit klarem Blick zu mir, bewegt lautlos seinen Mund, ich reagiere ebenso mit lautlosen Mundbewegungen:

Thp.: «la?» –

Max, charmiert, blinzelt und sagt fragend: «aha» (was nun?).

Thp.: «Na?»

Max: «ah» (im selben Tonfall)

Thp.: «Noch einmal das Lied?»

Max: «abababa? (im selben Tonfall und Sprachrhythmus)

Ich singe wieder und baue sein «aba» und «ttt» sowie Schnalzen mit der Zunge und Schmatzgeräusche in die Melodie ein.

Max fixiert gebannt mein Gesicht. Ich bewege ihn ständig weiter, hin und her, hin und her. Max beginnt im Rhythmus zu atmen. Ich atme mit, verstärke durch lautes Mitatmen sein Atmen, unterbreche durch gesungene Melodieteile und kehre wieder zum Atmen zurück. Aus dem Atmen wird durch einen lauten Ansatz ein Stöhnen, das sich in ein Zwiegespräch auflöst.

Max: «aha aha aha aha-äh aha-äh.»

Thp.: äh äh äh aha aha-äh aha-äh.

Ich hüstle, räuspere mich.

Max: ähäah ähäah singt ganz hoch ein Stück Melodie

Thp.: ähäah ähäah

Ich setze die Melodie fort.
Diese verbinde ich mit dem «ähäah», singe, atme, singe.

Max kratzt sich verlegen die Nase und wendet seinen Kopf schmunzelnd ab, sieht mich wieder an. Ich höre auf zu singen und schaue ihn an, summe leise weiter, gehe mit dem Kopf nahe an sein Gesicht, um zu hören, ob er noch etwas Hörbares von sich gibt, drücke mit der Hand auf seinen Oberkörper, als wolle ich die Luft herauspressen.
Max antwortet mit: «aha, äh, äh», steht auf, führt mich zum Recorder, kehrt zurück, gleitet mit dem Fuß über den am Boden liegenden Metallophonstab und reicht mir, als die Musik erklingt, beide Hände zum «Tanz».

Körperlich berührt und getragen werden

B/I

Einem inneren Impuls folgend, habe ich die Idee, Max von hinten hochzuheben und mit ihm in dieser Haltung zur vertrauten Musik zu tanzen. Er genießt diese Aktivität spürbar, die ohne einander zugewandt zu sein, eine körperliche Beziehung herstellt. Er läßt den Klangstab, der ihn gerade noch intensiv beschäftigt hatte, fallen und öffnet sich für andere Reize. Max überläßt sich diesem Gefühl des Getragen- und rhythmisch Bewegt-werdens, er hört die entsprechende Musik und kann seinen Blick ungestört in die Ferne schweifen lassen oder nach innen richten. Kein menschliches Antlitz irritiert ihn. Entscheidend ist, daß Max nichts «können» muß, um mit mir in dieser Form zu tanzen. Diese Art der Körpererfahrung stellt eine aus pränataler Zeit bekannte Erfahrung dar. Man wurde im Rhythmus des Ganges der Mutter getragen. Diese Erfahrung des Getragen-werdens knüpft also an schon gemachte Erfahrungen an, setzt Bekanntes fort. Im Gegensatz zu Max, der diese körperliche Nähe zuläßt, ja sogar genießt, lehnen viele autistische Kinder körperliche Nähe oft ab. Sie scheuen m. E. nicht nur die körperliche Berührung, sondern auch das Gefühl, den Boden unter den Füßen zu verlieren. Ihr Körpergefühl und damit ihr Selbstgefühl konnte sich durch die Tatsache, oft jahrelang ungenügend angefaßt, liebkost, berührt worden zu sein, nicht entsprechend entwickeln, so daß sie vor einer derartigen Erfahrung zurückschrecken. Ihr autistisches Verhalten hatte keine derartige Stimulierung durch die Bezugspersonen ausgelöst, und so blieben sie sozusagen «unterversorgt». Geräte, wie eine Hängematte, der genannte Kegel, ein Rollwagen, in den sich das Kind hineinsetzen kann, oder ein Trampolin sind hier gute Hilfen. Sie bewegen das Kind, geben «materiellen» und nicht menschlich spürbaren Halt. Ich machte die Erfahrung, daß alle autistischen Kinder, die ich kennenlernte, das Gefühl «bewegt zu werden» genießen. Wieviel körperliche und zwischenmenschliche Nähe dabei jedoch zugelassen wird, ist sehr unterschiedlich. Läßt ein Kind die körperliche Nähe zu, entsteht die zwischenmenschliche Beziehung schneller, und es kann während des «Bewegt-werdens» etwas lernen. Bewegt es sich alleine, besteht die Gefahr der Stereotypie. Kinder, die sich nicht berühren lassen, haben bzgl. ihrer Fähigkeiten, eine zwischenmenschliche Beziehung zu entwickeln, eine schlechtere Prognose als Kinder wie Max, die hier nicht so stark geschädigt sind und daher eine körperliche Berührung zulassen.

Nachlassen der Stereotypie durch «Bewegt werden»

Entwickeln von Wahrnehmung

B/I

Interessant ist, daß stereotype Bewegungen nachlassen oder sogar völlig über-flüssig werden, wenn, wie bei Max, die Bewegung «von außen» so stimulie-rend und gut zu verarbeiten ist, daß sich die Selbststimulierung als überflüssig erweist. Bei anderen Kindern wird zumindest die stereotype Bewegung lang-samer, beiläufiger und scheinbar unwichtiger. Dadurch werden Aufnahmeka-näle frei. An Maxens Gesichtsausdruck konnte ich (beim späteren Anschauen des Videofilmes) genau die Stufen seiner Wahrnehmung beobachten. Sein Blick, der Ausdruck seiner Augen verändert sich schlagartig, wenn er wahr-nimmt, was mit ihm passiert. Wenn er spürt, hört, sieht und diese Reize zu einem angenehmen Ganzen zusammenfügen kann, bekommt sein Blick einen zentrierten, gerichteten Ausdruck. Das Kind wirkt in diesem Moment völlig unbehindert.

B/I

Erstes Gespräch

In dieser Stunde ereignete sich unser erstes «Gespräch». Hatten wir bisher visuellen Kontakt (vgl. Bewegungsimitation in der ersten Stunde) und spürba-ren Kontakt (wie am Anfang dieser Stunde), so gelang es zum ersten Mal bewußt, Laute und Geräusche im Frage-Antwort-Stil auszutauschen. Das genannte Wegschauen danach interpretiere ich als eine Reaktion auf das, was Max «passiert» ist und was ihn nun fast peinlich berührt. Da alle neuen Entwicklungsschritte mit einer Ambivalenz verbunden sind, muß der Thera-peut dem Kind helfen, die Angst vor Neuem zu überwinden. Das Erstaunen, wenn das Neue gelingt und zu einem positiven Gefühl führt, ist immer zu spüren. Es ist, als sage sich das Kind, erschreckt und erstaunt zugleich: «Welch ein Risiko, aber diese neue Erfahrung hat mich nicht zerstört!»

M

Berührt- und Getragen-werden

Das Getragen-werden ohne Blickkontakt ist für ein kontaktgestörtes Kind leichter zu «ertragen». Entscheidend ist aber, daß das Kind die Nähe und die entsprechende Distanz unseres Angebots selbst bestimmen kann. Ein er-zwungenes Reizangebot wird nicht zur sinnvollen Verarbeitung führen und damit keinen Wunsch nach Wiederholung auslösen. Musik dient hier als Distanzierungsmittel. Wir können sie beide anhören, uns sozusagen auf sie und nicht auf uns konzentrieren. Wir können aber auch die anderen Reize, wie das Berührt- und Getragen-werden, in den Vordergrund rücken und damit die menschliche Wahrnehmung des anderen zum Mittelpunkt unseres Interesses werden lassen. Am Blick des Kindes läßt sich erkennen, ob und worauf es sich konzentriert. Ist er diffus oder gezielt nach außen, nach innen oder gar auf einen Menschen gerichtet? Wenn wir unsere Wahrnehmung dafür schärfen, wird das unsere Fähigkeit entscheidend verbessern, auf das Kind entsprechend einzugehen.

Fördern stimmlicher Äußerungen durch Bewegt-werden und Blickkontakt

M

Nur durch ein Eingehen auf den hörbar sich verändernden Atem, der Vorstufe jeglicher stimmlichen Äußerung, entsteht eine Möglichkeit, mit Max «ins Gespräch zu kommen». Entscheidend ist die ständige Bewegung, die er fordert und die ihm die Konzentration auf stimmliche Äußerungen sichtlich erst ermöglicht. Das Ernstnehmen und Aufnehmen aller zunächst vielleicht nur optisch wahrnehmbaren Mundbewegungen, der ersten leisen Geräusche (wie «ttt», Zischen oder Schmatzen) sowie hörbarer Laute (wie «baba» etc.) ermuntern das Kind, seine Äußerungen – und seien sie noch so leise und sparsam – selbst wahr – und dann auch ernstzunehmen.

Wieder führe ich folgenden inneren Dialog mit dem Kind: «Was du hier tust, ist mir wertvoll genug, um es aufzunehmen. Ich zeige dir, was man alles damit machen kann (z. B. einbauen in Melodien, damit spielen, verschiedene Äußerungen aneinanderreihen)».

Sicher dürfen die Phasen solcher Imitation der kindlichen Äußerungen nicht zu lange und damit zu bedrängend sein. Ein oft beiläufiges Widerspiegeln der stimmlichen Äußerungen im Alltag, während man durchs Zimmer oder mit dem Kind spazieren geht oder beim Essen, wo die Geräusche durch die Nahrungsaufnahme entstehen, kann hier schon ein erster Anfang sein.

Ziel ist es, dem Kind widerzuspiegeln, was es tut, ihm unausgesprochen zu sagen: «Schau, was du schon kannst! Höre dir selbst zu!»

> Beziehungsfähigkeit ist die Grundlage jeglicher sinnvollen und kommunikativen Sprachentwicklung. So ist von entscheidender Bedeutung, über das angestrebte Ziel, die sprachliche Ausdrucksfähigkeit des Kindes zu fördern, nicht den Beziehungsaspekt aus dem Bewußtsein zu verlieren.

Blick – Kontakt – Begegnung
(Videoprotokoll der 33. Stunde)

Max kommt mit seinem Buch in die Stunde. Er läuft hin und her, blättert vor seinem Gesicht, wartet, läuft wieder. Ich empfange ihn mit der nun schon vertrauten mittelalterlichen Tanzmusik. Max bleibt mit dem Rücken zu mir stehen, blättert langsam Blatt für Blatt dicht an seinem Gesicht vorbei. Ich schaue ihm über die Schulter, fasse vorsichtig seinen Oberkörper von hinten an und stampfe auffordernd den Tanzrhythmus mit. Max geht ein paar Schritte vorwärts, läßt das Buch fallen, hebt blitzschnell etwas Imaginäres vom Boden auf, wirft es in die Luft und kommt von vorne auf mich zu. Mit hochgestreckten Armen und einem «abe»-Laut zeigt er mir, daß er hochgehoben werden möchte.

Ich gehe ein paar Schritte zurück, so daß er noch weiter auf mich zugehen kann, hebe ihn mit einem «he»-Ruf hoch, worauf Max mit einem freudigen «ah»-Stöhnen antwortet. Max lautiert weiter, während er vertrauensvoll und wie selbstverständlich Beine und Arme um meinen Körper legt, den Kopf zur Seite gewandt, mit dem Blick zum Boden. Das erste Musikstück ist zu Ende (ich habe denselben Tanz 3 × hintereinander aufgenommen, mit kleinen Pausen dazwischen). Ich bleibe stehen, behalte Max aber auf dem Arm. Max singt in die Pause eine Oktave: e-e' hinein, die ich auf gleicher Tonhöhe mit dem Motiv des Tanzes, der gleich wieder zu hören sein wird, fortsetze:

Ohne Text, nur auf «baba»- und «lala»-Silben, singe ich die Melodie mit, stampfe den Rhythmus hörbar in den Boden und drehe mich dem Mittelteil des Tanzes entsprechend schnell um die eigene Achse, hin und her. Max immer noch abgewandt, schmunzelt, was ich erst beim Ansehen des Videobandes feststellte. Er macht es sich noch bequemer, hält die Hände locker und entspannt um meinen Hals und wechselt, ohne mein Gesicht auch nur zu streifen, den Kopf auf die andere Seite. Er hält ihn jetzt in Richtung auf das Fenster und schaut in die Ferne. Ich strukturiere den Tanz durch zwei Bewegungen: eine am Platz stampfend, was eine Auf- und Ab-Bewegung für Max bedeutet, die andere als Drehbewegung, mal rechts, mal links herum. Diese Drehbewegung begleite ich mit «tsch»-Lauten. Max gibt mit voluminöser, tiefer Stimme ein «ohhh» von sich. Wieder wechselt er seinen Kopf auf die andere Seite, ohne einen Blick auf mein Gesicht zu werfen. Die nächste Drehbewegung begleite ich mit einem melodiösen «Du!» (ich nehme die Baßlinie der Tanzmelodie auf), worauf Max seinen Kopf leicht nach hinten fallen läßt. Er genießt sichtlich den Wind, der beim Drehen entsteht. Wieder dreht er seinen Kopf zur Seite. Maxens Mimik zeigt Freude, sein Kopf bleibt abgewandt.

Nach der nächsten Wiederholung hocke ich mich mit Max hin, um zu pausieren. Er protestiert sofort mit einem ärgerlichen «mama»-Ruf, wiederholt ihn noch lauter, als ich nicht gleich reagiere und läßt schließlich ein freudiges «hui» verlauten, als ich ihn wieder hochnehme. Es erklingt ein Schlaflied «Schlaf Anne, schlaf»[12], das einem Sich-Wiegen im 6/8 Takt in der Bewegung entspricht. Die Atmosphäre ist durch dieses von einer hellen, klaren Frauenstimme gesungene, mit Gitarre begleitete Lied ruhiger und intimer als die bisher verwendeten Tänze, die instrumental musiziert waren. Max streckt Beine und

---

12 Vahle, F.: «Schlaf Anne, schlaf» aus: «Anne Kaffeekanne», Pläne 1984

Arme aus, lehnt sich zurück, dreht wieder – diesmal langsam – seinen Kopf zur anderen Seite und vermeidet dabei wieder, in mein Gesicht zu schauen. Verschämt versteckt er sein Gesicht hinter seinem Arm. Ich summe die Liedmelodie mit. Max schaut versonnen in Richtung Fenster, lehnt seinen Kopf schräg zurück, öffnet mit einem lautlosen «ba-» seine Lippen. Ich singe auf «ba-» und dann mit folgendem Text weiter: «Singen wir beide mit, ba,ba,ba – sing doch ein bißchen, kleinwenig mit!» Dann summe ich wieder. Maxens Augen werden klarer, und er fixiert etwas im Raum, hält sich an einem visuellen Eindruck fest. Bei der nächsten Liedstrophe ersetze ich den Namen «Schlaf, Anne...» durch seinen Namen: «Schlaf, Max». Sofort geht ein strahlendes Lächeln über Maxens Gesicht. Seine Lippen sind geöffnet, seine Wangen zeigen Grübchen, auch mein Gesicht spiegelt diesen verzückten Ausdruck wider. Unsere Gesichter zeigen den Ausdruck von zwei Menschen, die sich bei etwas Schönem plötzlich in ihrem Innersten begegnen. Maxens Augen wandern bei der nächsten langsamen Drehung über mein Gesicht. Ich singe wieder seinen Namen, worauf seine Augen, wie aus dem Hinterhalt in die Richtung meines Gesichtes wandern. Ich singe auf «lolo-hoho» weiter und gerade, als das Lied zu Ende geht, schaut er mich mit beiden Augen ganz direkt und eindeutig an.

Das folgende Schaukellied[13], von einer Jungenstimme gesungen, löst eine kräftige Schaukelbewegung aus, wodurch die eben noch nahe, und intime Atmosphäre spielerisch aufgelöst wird. Maxens Blick ist freundlich, seinen Kopf hat er wieder leicht zur Seite gewandt. Die Tanzform: hin und her, auf und ab, wobei ich ihn sicher haltend weit nach hinten zum Boden beuge und wieder hochhole, wie man es von Kniereitern auf dem Schoß kennt (...«und macht der Reiter plumps»). Beim Wiederhochkommen schaut er mich kurz an und lautiert mit dunkler Stimme sein «baba».

Die menschliche Begegnung

B/I

Es fällt schwer, über die Begegnung, wie ich sie hier in dieser Stunde erlebt habe, zu schreiben. Ich scheue mich förmlich, analysierend an die Intimität dieser Erfahrung heranzugehen. Eine «Begegnung» dieser Art gehört zu den Sternstunden in einer oft jahrelangen therapeutischen Beziehung. Sie kann nicht willentlich herbeigeführt werden, sie darf nicht spürbar erwartet oder gar gefordert werden. Bis heute hat Max seit dieser Stunde offenen Blickkontakt und nicht nur zu mir, sondern seiner gesamten Umwelt gegenüber. Als ob er ein Tor, sein Tor, geöffnet hätte.

Hat er sehr wohl in anderen Stunden aus der «Wickeltischposition» mein Gesicht quasi studiert, so ließ er heute eine Begegnung mit seinem Inneren zu, einen emotionalen Austausch, der grundlegend nötig ist, wenn man zusam-

---

13 Keller, W.: «Mein Schaukelpferd», in: ludi musici 1, Fidula 1970

men arbeitet, zusammen lebt. Aus ihm bezieht die Mutter normalerweise ihre Kraft, ihr Kind zu pflegen, zu behüten, zu begleiten und später zu erziehen. Fällt dieser emotionale Austausch weg, muß es sehr schwer, ja nahezu unerträglich sein, zusammenzuleben. Im wahrsten Sinne des Wortes: «sinn-los». Das ist die Ursache der Mut- und Trostlosigkeit, die Mütter autistischer Kinder oft ausstrahlen. Sie erleben keinen gefühlsmäßigen, Freude erzeugenden Austausch mit ihrem Kind und sind erschöpft, entleert und desillusioniert von seinem «Da- und So-sein».

Wie kann man dieses entscheidende Ereignis zwischen Mutter und Kind «erzeugen», wo es sich doch nur «ereignen» kann? Welche Vorarbeit, welche Vorbedingungen müssen geschaffen sein, um eine derartige Begegnung zwischen Mutter und Kind zu ermöglichen? Diese Fragen lassen sich nur in jahrelanger Zusammenarbeit zwischen Eltern, Kindern und Therapeuten beantworten.

Beschreibe ich mein Vorgehen, so konstatiere ich vor allem die Geduld und die «positive Hypothese», die ich Max seit Beginn unserer Arbeit (seit nun sieben Monaten) entgegenbringe. Da ich seine Therapeutin und nicht seine primäre Bezugsperson bin, also keine enttäuschenden Jahre mit ihm verbracht, keine existentiellen Ängste bzgl. seiner Zukunft, keine Kränkungen, keine Schuldgefühle zu tragen habe, da meine Arbeit zeitlich begrenzt und im klaren Kontext einer therapeutischen Beziehung gestaltet ist, kann sich eine ‹Begegnung›, dieser emotionale Austausch mit dem Kind, eher ereignen.

Das Besondere dieser Stunde war das Noch-nie-Dagewesene eines derartigen Ereignisses. Die Beziehung war nun hergestellt, und wir hatten genug zu tun, sie zu gestalten und für eine weitere Entwicklung zu nutzen. Wichtig ist es, sich auch in wieder schwierigen Zeiten dieses Gefühls der Begegnung zu erinnern. Ein Gefühl, das erlebt wurde, kann zwar scheinbar verschwinden, aber es kann nicht verlorengehen. Was der Mensch erlebt hat, hinterläßt seine Spuren.

Nähe - Distanz

M

Die Frage der Nähe- und Distanzbalance stellt sich in dieser Stunde besonders. Schon durch die Auswahl der Musik habe ich mehr Nähe erzeugt. Ein gesungenes Schlaflied ist «näher» als ein gespielter Tanz. Gewiegt zu werden, ist intimer als geschaukelt oder gedreht zu werden. Das Mitsummen, Mitsingen auf Silben bildet den Übergang von der Kassettenmusik zur Musik als unmittelbare zwischenmenschliche Äußerung. Als ich nun noch den Namen des Kindes singe, ist «das Eis gebrochen». Die Wirkung der Musik wird durch das Tragen und Wiegen und schließlich durch das Singen verstärkt. Ausgehend von den Fähigkeiten und Wünschen des Kindes wurde eine Spiel/Tanzform entwickelt, die als Nährboden einer zwischenmenschlichen Begegnung diente.

Das Auflösen dieser Nähe durch das abschließende Schaukellied schuf zum Ende der Stunde die Distanzierung und Ablösung. Spaß, Heiterkeit, Spiel, Übertreibung sind immer wieder gute Distanzierungsmittel, die, entsprechend fein dosiert eingesetzt, Nähe und Distanz regulieren.

Stimmliche Äußerungen durch Bewegung und Klang
(40. Stunde)

Max kommt in die Stunde und legt sich sofort in die Hängematte. Eine Erzieherin, die neu in der Einrichtung angestellt wurde, möchte gerne meine Arbeit mit Max kennenlernen. Ich fordere sie auf, Max anzuschaukeln. Da die Hängematte groß genug ist (sie würde das Gewicht von vier Personen aushalten), lege ich mich neben Max und singe im Schaukelrhythmus Schaukel- und Schlaflieder. («Mein Boot», «Schlaf Anne», «Bajuschki», «Mein Schaukelpferd»). Ich singe mit und ohne Text, improvisiere Überleitungen, summe die Melodien, die eine leise, gleichmäßige, ruhige Stimmung erzeugen. Ich fordere Max singend auf mitzusingen und tue dies schmunzelnd auch mit paradoxem Text, wie: «Singe nicht, sing' ja nicht, verrate niemandem, daß du singen kannst.» Max reagiert aufmerksam, preßt seine Lippen zusammen und versteckt seinen Kopf unter meinem Arm. Er lautiert genau auf der von mir gesungenen Tonhöhe und im Rhythmus des Liedes, aber eben sehr, sehr leise, den Kopf versteckt. Ist ein Lied zu Ende, gibt er mit seinem Fuß den «Anstoß» zum Weitermachen. Die Erzieherin bemerkt diesen Impuls und reagiert mit einem neuen Anschwung.

Die folgende Therapiestunde steht Max und mir zur Verfügung, weil das Kind, dem diese Stunde gehören sollte, krank ist und an diesem Tage nicht in die Einrichtung gekommen war. So können wir dieses Sing- und Schaukelspiel für 90 Minuten erleben. Immer wieder möchte Max weitermachen. Der Arm der Erzieherin wird lahm, meine Aufmerksamkeit, Maxens Stimme wahrzunehmen und die Kraft, auf ihn einzugehen, läßt nach. Es ist unser Wunsch, die Stunde zu beenden. Auch Max scheint genug zu haben, er verläßt bedächtig den Raum.

B/I

Erstes Singen – in der Hängematte

Max liebt es, in der Hängematte bewegt zu werden. Dies ist also ein guter Anknüpfungspunkt, mit ihm zu arbeiten. (Das noch effektivere «auf den Arm nehmen» ist wegen seines Gewichtes nicht so lange möglich).

Da ich in dieser Stunde nicht alleine bin, kann ich mit Max zusammen schaukeln und so das dabei entstehende Körpergefühl besser empfinden und nach-
empfinden. Die Atmosphäre ist durch die gesungenen und gesummten Lieder
und Improvisationen geprägt. Die Bewegung des Schaukelns wird dadurch
begleitet, stimuliert und gestaltet.
(Die Erzieherin sagte mir nach der Stunde, daß ihr die Zeit sehr schnell
vergangen sei und sie die anstrengende Anschaukelbewegung erst zum
Schluß bemerkt habe.)
Die Aufforderung an Max mitzusingen, war eingebettet in eine ruhige, ent-
spannte Atmosphäre, ja sie war spielerisch (paradox) formuliert, um es Max
leichter zu machen, eine Äußerung zu wagen.
An dem genauen Treffen meiner Tonlage und dem Erfassen des Rhythmus
konnte ich Maxens Musikalität erkennen. Er hört genau zu und imitiert alles
außer den Worten, die gesungen werden.
Bemerkenswert war seine Ausdauer, den Kontakt zu halten, aktiv zu bleiben
und nicht dem Drang nachgehen zu müssen, seine stereotypen Bewegungen
wieder aufzunehmen.

Nähe – Distanz

M

Stimmliche Äußerungen sind Gefühlsäußerungen. Was motiviert ein autistisches, stummes Kind, sich stimmlich zu äußern?
Das Kind muß bewegt werden, und zwar innerlich wie äußerlich. Emotional
wurde Max durch die Atmosphäre berührt. Von seinen Wünschen ausgehend, sprachen wir ihn dort an, wo er reagieren konnte. Die inzwischen
vertrautere Beziehung ermöglicht die körperliche Nähe, die Max sicher stimuliert hat, sich zu äußern und die es mir auch ermöglichte, seine leisen Äußerungen überhaupt zu hören.
Das gemeinsame Geschaukelt-werden erzeugt eine Nähe, die durch mein
Singen eine gewisse Distanz erfährt. Man kann sich auf das Lied (den akustischen Reiz) oder auf die Bewegung (den propriozeptiven Reiz, der durch das
Schaukeln gegeben ist) sowie auf die körperliche Nähe (den taktilen Reiz)
konzentrieren. Integriert das Kind all diese Reize, so entsteht Beziehung.

Hüpfen auf dem Trampolin und andere Lieblingsaktivitäten
(55. Stunde)

Max schaut mich mit offenem Blick an. Als ich ihn auffordere, in unseren
Arbeitsraum zu kommen, gibt er mir von sich aus die Hand. Sofort geht er zur
Hängematte und legt sich eingerollt wie ein Embryo hinein. Er wartet darauf,

von mir Anschwung zu bekommen. Singend begleite ich mit dem Bootlied und einem Schlaflied das Hin- und Herschaukeln. Maxens Mimik zeigt, wie er sich freut und diesen Zustand genießt.

Nach ca. zehn Minuten steht Max von sich aus auf, klopft sich auf die Brust und lautiert «ah-ah», ausdrucksvoll und gut hörbar. Er geht dabei durch den Raum, und ich begleite ihn auf der großen Schlitztrommel. Er entdeckt das Trampolin, das in einer Ecke des Raumes steht. Ich animiere ihn hinaufzusteigen, indem ich ihm die Hand reiche und selbst ein wenig zu hüpfen beginne. Max will gleich auf den Arm genommen werden und so hüpfen wir, bis mich meine Kräfte verlassen. Ich zeige ihm meine heißgewordene Stirn, und so läßt er sich einsichtig auf seine Beine stellen. An beiden Händen haltend, hüpfen wir nun gemeinsam. Schließlich stelle ich mich neben das Trampolin und lasse Max auf dem Trampolin alleine. Dazu spreche ich weiter den «Hoppe-hoppe-Reiter»-Vers, genau im Rhythmus seiner Bewegung. Nonsenssilben als improvisierter Zwischenteil und wieder der altbekannte Reim animieren Max, sein Hüpfen fortzusetzen. Er hält lange durch und ist ohne Angst. Er balanciert seinen Körper gleichmäßig und wendet mir seinen Kopf zu. Ich begleite ihn nun am Klavier, und Max reagiert mit lautstarken Ausrufen, wie: «ah» und «eh», die ich imitiere und mit dem erstgenannten Hoppa-Reiterreim kombiniere:

hoppa-ah-ah-ah	hoppa-ah-ah-ah
hoppa-eh-eh-eh	hoppa-eh-eh-eh
hoppa-hopp!	hoppa-plumps!

So entsteht eine wiederholbare Spielform. Ich unterstütze den nun gesungenen Reim auf dem Klavier (mit g-Moll und C-Dur-Akkorden), und Max rutscht mit seinen «ah»- und «eh»-Lauten genau in meine Stimmlage hinein. Daraus schließe ich, daß er genau zugehört hatte.

Erste eigene Initiative

B/I

In den letzten Wochen sind vor allem Maxens offener Blick und sein «Mitmachen-wollen» bemerkenswert. Er zeigt Ansätze eigener Initiative: er will geschaukelt, auf den Arm genommen und an den Händen gehalten werden. Das Hüpfen auf dem Trampolin ist seine bisher aktivste und wachste Bewegung. Fast alle autistischen Kinder können und lieben es zu hüpfen. Wenn sie selbst nicht hüpfen, so mögen sie es, «gehüpft-zu-werden». Sie sitzen oder liegen auf dem Trampolin, und der Erwachsene versetzt das Trampolin durch sein (vorsichtiges) Hüpfen in Bewegung. Wie das Schaukeln knüpft das Hüpfen an pränatale Erfahrung an. Alle Menschen haben während der Schwangerschaft, wenn ihre Mutter beispielsweise eilig zum Bus lief, dieses «Gehüpft-werden» erfahren.

Verschiedene Tempi, gesprochene oder gesungene Nonsenssilben, Kniereiter, aber auch entsprechende zur Hüpfbewegung geeignete Musik verlängern nicht nur diese Aktivität, sondern lassen eine Spielform entstehen.

Pausen

M

Es ist erstaunlich, wie lange autistische Kinder durchhalten können, wenn sie die Freude am Hüpfen entdeckt haben. Eine Spielform sollte immer wieder Pausen schaffen, die das Hüpfen nicht zur Stereotypie werden lassen. Die eigentlich anstrengende Bewegung wird deutlich durch die akustische Begleitung verlängert und wird vor allem durch die Spielform zu einem zwischenmenschlichen Ereignis. Der überraschende Schluß, dieser reizvolle kleine Schock («macht der Reiter plumps»! = hoppa-plumps»), dieses «Fast-Fallengelassen-werden», löst den Wunsch nach Wiederholung aus. Die elementaren Fragen: werde ich gehalten oder nicht, kann ich mich anvertrauen oder nicht, sind gerade für autistische Kinder existentiell. In der Arbeit auf dem Trampolin lassen sich solche Fragen «beantworten». In kleiner Dosierung werden diese lebenswichtigen, für das Selbstgefühl grundlegenden zwischenmenschlichen Erfahrungen immer wieder gemacht. Der emotionale Entwicklungsstand und die Beziehungsfähigkeit des Kindes sind bei diesem Spiel gut abzulesen und weiterzuentwickeln.

Intermezzo

Da ich nach meiner Arbeit im Schulhort öfter zusammen mit den Kindern und Mitarbeitern zu Mittag esse, ergab es sich nach der eben geschilderten Stunde, daß ich neben Max saß. Er aß, wie ich später erfuhr, zu dieser Zeit nur Zwieback und verweigerte jegliche andere Nahrung. Trotzdem stellte man ihm das tägliche Mittagessen, heute einen Wurst-Kartoffeleintopf hin, und ich bot ihm einen Löffel davon an. Er ließ sich von mir füttern, bis der Teller leer war, und spielte am Ende versonnen mit den Bröseln seines Zwiebacks.
Als ich Max später unbemerkt im Musikraum beobachtete, sah ich, wie er die Klaviertasten von oben nach unten der Reihe nach «herunterdrückte». Dann lief er weg und wandte sich trieselnd seinen Legosteinen zu.

Spiel auf Instrumenten
(60. Stunde)

Max kommt mit einer gesungenen Quart, dem Anfangsmotiv des Liedes «Mein Boot», in den Raum. Ich begleite ihn auf Baßmetallophonstäben und biete ihm auch einen Schlegel an. Er spielt zunächst mit einer Hand, läßt die mitgebrachten Triesel in meine ihm angebotene Hand fallen. Jetzt hat er beide Hände frei und spielt auf den Stäben gleichzeitig mit beiden Schlegeln. Nach einer Weile biete ich ihm die großen, schwereren Schlegel der Schlitztrommel an, dann zeige ich ihm die Saiten des Klavierrahmens; auch eine Blockflöte läßt er sich in die Hand geben. Beim Zupfen der Klaviersaiten lautiert er etwas. Insgesamt aber kommt er jeder meiner Aufforderungen nur kurz nach.

Dem Therapeuten zuliebe?

B/I

Das im vorigen Kapitel «Intermezzo» beobachtete selbständige Klavierspiel von Max wiederholte sich nur noch einmal in meiner Gegenwart. Max hört sich zwar zu, während er spielt, aber ich habe den Eindruck, daß sein Spiel eher meinem Wunsch statt seinem eigenen entspringt. Sein Gesichtsausdruck sagt mir: «Na, wenn Du meinst, probiere ich das eben.» Das ganzkörperliche Erleben der Schaukel- und Hüpfspiele ist viel genüßlicher und wird daher von Max selbst gewünscht. Das Spielen mit Objekten ist noch nicht «dran». Erstaunlich ist, daß er seine Triesel aus der Hand gibt, sie mir sogar «zur Aufbewahrung» anvertraut.

Drehen im Hängesitz – eine neue Erfahrung
(77. Stunde)

Max setzt sich zögernd in den neu an der Decke angebrachten Hängesitz, der aus demselben Material wie die Hängematte besteht, jedoch eine den Körper umschließende Form hat. Seine Füße reichen zum Boden, so daß er sich selbst vor- und rückschaukeln kann. Mit seinen Händen hält er sich rechts und links an den Hanfstricken des Hängesitzes fest. Ich begleite diese Bewegung zunächst auf der großen Schlitztrommel, von weitem sozusagen und versuche genau seinen Rhythmus zu erfassen. (Dieser ist nie ganz regelmäßig!) Dazu improvisiere ich auf Nonsenssilben eine Schaukelmelodie. Silben und Melodie sind so einfach gewählt, daß sie Max potentiell mitsingen könnte. Nach einer Weile, während ich weitersinge, setze ich mich Max gegenüber auf den Boden und unterstütze sein Schaukeln durch Anstupsen seiner Knie, später auch seiner Fußsohlen, die er mir von sich aus entgegenstreckt. (Diese Empfindung kennt er von den Klanggestenspielen in der «Wickeltischposition»). Ich singe ein schon bekanntes Lied «Mein Schaukelpferd», dann einen situationsgebundenen Text zur selben Melodie:

«Hin und her, hin und her,
schaukeln ist ja gar nicht schwer,

Max schwingt hin, Max schwingt her,
auch schwingen ist nicht gar so schwer.»

Nun fasse ich die Laschen des Sitzes an und verändere die Hin- und Herbewegung zu einer Drehbewegung. Max läßt das gespannt geschehen. Ich drehe ihn soweit wie möglich ein und lasse den so eingedrehten Sitz los. Langsam beginnend mit einem spür- und sichtbaren Accelerando (= allmählich schneller werdend) dreht sich der Sitz schließlich zurück. Diesen Vorgang begleite ich mit einem «hui...» und stoppe die Bewegung mit einem «stopp», Max an beiden Armen festhaltend, so daß sein Gesicht meinem zugewandt ist. Sofort signalisiert Max mit einer Geste den Wunsch nach Wiederholung. Ich singe nun ein Lied, das direkt zur Bewegung paßt:

«Dreh dich kleiner Kreisel, dreh dich immerzu
rundherum und rundherum
und dann kommst du!»

Das «rundherum» singe ich, solange sich der Sitz eindrehen läßt, und das «du» halte ich solange aus, bis er wieder ausgedreht ist und ich Max zu mir gewandt festhalte.

Max zeigt mit der Hand, daß er dieses Spiel noch mehrmals wiederholen will.

Sich selbst Anschwung geben

B/I

Auch das Sich-drehen und Gedreht-werden gehört zu pränatalen Erfahrungen. So muß Max nichts Neues lernen. Der Hängesitz umschließt durch seine kleine Form den Körper des Kindes. Es kann sich gut festhalten und reicht mit den Füßen an den Boden. Dadurch ist eine Eigenstimulation möglich. «Ich kann mir selbst Anschwung geben!» Jeder weiß, wie wichtig für die Selbstentwicklung des Kleinkindes dieses Moment ist. Endlich unabhängig vom Erwachsenen kann sich das Kind in die so beliebte Schaukelbewegung bringen, sich den Wind dabei ums Gesicht streichen lassen. Später auf den Rummelplätzen zahlen sogar Erwachsene Geld, um sich auf den großen Schaukeln wiegen zu lassen.

Begleiten

M

Hier sei auf die schon bekannte Methode des Ausbalancierens von Nähe und Distanz verwiesen, die durch instrumentale Begleitung, fertige Lieder, situationsbedingten Text und körperliche Berührung immer wieder neu gestaltet wird. Das Entwickeln einer Spielform, ausgehend vom «Sich-selbst-Schaukeln» des Kindes, ist entscheidend für die Entstehung des Wunsches nach Wiederholung des Spiels und damit der Festigung neuer Erfahrung.

Wiederholen – sich «wieder holen»
(78.–81. Stunde)

In den kommenden Stunden wiederholt Max seine «Lieblingsspiele:
das Geschaukelt-werden in der Hängematte,
das Gewiegt-werden im Kegel,
das Gedreht-werden im Hängesitz
das Getragen-werden und
das Selbst-Hüpfen auf dem Trampolin.

Verbunden mit gesungenen und gesprochenen Reimen und Liedern, die ich durch weitere Kinderreime und -lieder ergänzt habe (s. Anhang), bevorzugt Max vor allem das «Hochgenommen»-werden. Sogar das Wort «hopp» spricht er plötzlich, ja er stößt es förmlich aus, um dieses Auf-den-Arm-genommen-werden zu erreichen. Er schmiegt sich gut an, so daß es nicht allzu schwer ist, ihn zu tragen. Lasse ich ihn hinunter, sucht er seine Papierschnitzel und beginnt wieder zu trieseln. Ich begleite dann seine Bewegung auf der großen Trommel.

Das Kontinuum pränataler Erfahrung

B/I

Das Anknüpfen an die schon pränatal erfahrenen propriozeptiven, taktilen sowie akustischen Reize ist ein wichtiges Prinzip der Arbeit mit autistischen Kindern. Die Bewegungs- und Körpererfahrung beim Schaukeln, Wiegen, Drehen und Hüpfen ist altbekannt. Durch das autistische Verhalten des Kindes wurden aber diese pränatalen Erfahrungen entweder nicht fortgesetzt, oder das autistische Verhalten entstand, weil sie nicht fortgesetzt wurden.
Wie es oft in Krankengeschichten beschrieben ist, ließ sich das Kind nicht hochnehmen, es schrie, wenn es aus dem Bettchen gehoben wurde, machte sich «steif wie ein Brett» (vgl. Maxens Verhaltensauffälligkeiten, s. vorne). Es streckte der Mutter nicht die Ärmchen entgegen, und so verbrachte es oft das erste oder sogar die ersten Lebensjahre ohne diese taktile, propriozeptive und akustische Stimulation, die so entscheidend für die Entstehung der Beziehungsfähigkeit des Kindes ist. Das Beziehungsgeschehen, das sich in allen frühen Mutter-Kindspielen (den Kose-, Schlaf- und Wiegenliedern, den Schoßspielen und Kniereitern, den Klatschspielen) «abspielt», ist gestört. Das Kind entwickelt selbststimulierende Stereotypien, die schließlich den Zugang zu ihm versperren.

Max holt sein Schaukelbedürfnis, seinen Wunsch bewegt zu werden, nach, und er scheint noch lange nicht «gesättigt» zu sein. Diesem Gefühl zuliebe sagt er sogar «hopp». Die Wiederholung im Sinne des sich «Wiederholens» ist besonders wichtig.

Nachdem Max in der Zeit vor den eben beschriebenen Stunden überhaupt keine Stereotypien gezeigt hatte, trieselt er am Ende der Stunden wieder mehr. Mein Eindruck ist, daß die Intensität des Erlebens während der Stunde mit der Intensität des Trieselns nach der Stunde korreliert. Die Homöosthase seines Da-seins wird durch neue Erfahrungen, auch positiver Art, gestört. So versucht er, sich im altbekannten Trieseln wieder zu stabilisieren. Die mobilisierte Energie, die Max mit meiner Hilfe und den von ihm aus entwickelten Spielen auf eine Tätigkeit beziehen konnte, fließt wieder in stereotypes Handeln ein. Max hat noch nicht die Kraft, von sich aus, alleingelassen, ein sinnvolles Spiel anzufangen. Seine Beziehung zu Gegenständen, wie Spielzeug, das sich in den Räumen befindet, ist noch nicht hergestellt. Er braucht einen Menschen als Mittler. Ein großer Ball ist nicht genug. Max braucht einen Menschen, der einschätzen kann, wann er bereit ist, auf einen heranrollenden Ball positiv zu reagieren. Erst dann wird ein Spiel und damit Entwicklung möglich.

M

wiederholen - variieren

Wiederholen löst im Therapeuten oft das Gefühl des «Schon-Wieder» aus. Um nicht dieser leeren Langeweile zu verfallen, verändere ich immer «etwas» an einem der genannten Spiele: ein neuer Text, ein improvisierter Zwischenteil helfen hier. Das Tempo, die Lautstärke, die Art und Weise des Singens und Sprechens müssen ja immer wieder neu das heute angezeigte Nähe-Distanzverhältnis ausbalancieren. Keine Wiederholung darf sinnentleert in einer Stereotypie enden.

Weiterentwicklung
(Videoprotokoll der 82. Stunde)

Persönliche und stimmliche Entwicklung –
erste Objektbeziehung zu einem Musikinstrument

Die Stunde beginnt auf dem Trampolin. Max legt seine mitgebrachten Trieseln auf den Boden und will sofort hochgenommen werden. Auf den dazugesprochenen «Hoppa-Reiter»-Vers reagiert Max mit einem langgezogenen Ton (auf a'), schaut rechts an mir vorbei in Richtung Kamera und lächelt. Ich beginne leise immer wieder den Hoppa-Reim zu singen, lasse Pausen, um ihm Raum zu geben, stimmlich zu reagieren. Max schüttelt den Kopf, verdreht die Augen kurz nach oben. Ich wiederhole den Reim laut und kräftig, die Bewegung ist dementsprechend größer und Maxens Mimik zeigt, wie ihm dies Spaß macht. Seine Arme und Beine sind wie selbstverständlich um meinen Hals und Hüfte gelegt. Sein Körper ist in erwartungsvoller Bereitschaft, geschaukelt zu werden. Er fordert mich durch seine Beinbewegung auf weiterzumachen, wenn ich, wie immer, eine Pause zwischen den Wiederholungen des Reimes mache. Die Spielform endet immer mit «macht der Reiter plumps». (Hier setze ich seinen Namen ein: ... «macht der Max plumps»). Dazu beuge ich Maxens Oberkörper weit nach hinten und hole ihn wieder hoch. Max läßt sich vertrauensvoll hängen, sagt leise seinen «mama»-Laut und singt einen langgezogenen Ton (d'), als ich ihn wieder hochhole. Er schließt ein gut hörbares «da-da-da» an und fordert mich mit im Rhythmus von «hoppa-hoppa-Reiter» gesprochenen Silben («haha-hehe-hehe») zum Weiterzumachen auf. Ich imitiere sein «da-da» und singe den Reim. Max will vom Arm herunter. Ein weiterer Blick zur Kamera zeigt, daß er durch die Videoaufzeichnung irritiert ist.

Er sammelt die vor dem Trampolin hingelegten Triesel ein und wendet sich der großen Trommel zu. Ich schiebe sie noch etwas näher an seinen Körper heran. Er setzt sich auf den Boden und läßt die Triesel (es sind diesmal kleine Metallstückchen) auf das Trommelfell fallen. Ich nehme zwei Paukenschlegel und bringe das Fell in Schwingung, so daß die Triesel darauf zu tanzen beginnen. Gebannt sieht Max in die Kamera. «Bernd filmt», sage ich zu ihm. Dann schaut er mich an. Ich provoziere, indem ich mich mit meinen Schlegeln immer näher an seine Triesel heranwage. Vom Rand zur Mitte, wo die Triesel liegen und wieder zurück mit einem accelerierenden Rhythmus, lauter und wieder leiser werdend, spiele ich mit Nähe und Distanz. Als ich dieses Spiel zum vierten Mal wiederhole, äußert Max Unmutslaute und wehrt mit der rechten Hand den auf ihn zukommenden Schlegel ab. Ich ziehe beide Schlegel zurück, spiele noch einen Schlag auf das Fell, worauf Max mir den Schlegel aus der Hand nimmt und in den Schlegelkopf beißt. «Ah, ah», stöhnt er dazu. «Ärgert dich das?», frage ich ihn. «Ja?, Lieber nicht?». «Aha, ah, ah», wiederholt Max, den Schlegelkopf im Mund behaltend. Er gibt mir den Schlegel zurück und beobachtet wieder seine Triesel. «Eh, eh» (auf g'') und «ah, ah, ah, ah» singt Max mit hoher, feiner Stimme, und ich setze mit auf demselben Ton gesungenem Text «nein, lieber nicht, nein lieber nicht!» fort. Max antwortet singend.

Er schaut wieder kurz zur Kamera, singt dann nochmals sein Motiv.

Ich reagiere wieder auf derselben Tonhöhe mit der Textwiederholung: «Nein, lieber nicht, ja, ja, ja.»

Max beugt sich zum Monochord (= ein Saiteninstrument), das neben der Trommel am Boden liegt, herunter und singt in hoher Tonlage weiter.

Er läßt seine Metalltriesel auf die Saiten fallen, und das Monochord erklingt (es ist auf e' gestimmt). Ich verstärke den Klang durch das Anzupfen nur einer Saite und beginne eine Stimmimprovisation im Tonraum e-e' (phrygisch) über den Text: «Lieber nicht, ajaja, lieber nicht!» Dazu begleite ich mich auf der Trommel.

Max unterbricht fast aufbrausend mit seiner Stimme: «dedeh» und wendet sich wieder der Trommel zu. Ich reagiere singend und kippe mit einem «So?» – das große Trommelfell in Maxens Richtung, damit er leichter spielen kann. Er aber zieht die ganze Trommel entschieden zu sich heran und beleckt kurz den Holzrahmen. «Lieber so!», sage ich.

Ich spiele mit den Fingerspitzen, dann mit beiden Handflächen einen einfachen auffordernden Rhythmus.

Max beobachtet meine Hände, lutscht aber weiter am Holzrahmen der Trommel. Ich begebe mich auf seine Ebene, halte meinen Kopf genau auf seiner Höhe. «Lieber nicht», singe ich noch einmal, «Baba, lieber nicht!» und spiele eine Monochordsaite zur Begleitung dazu. Max läßt die Triesel einzeln aufs Fell fallen, schweift mit seinem Blick kurz über die Kamera und das Monochord und kehrt mit seinem Mund zum Trommelrand zurück. Nach einer kurzen Pause nehme ich Maxens Geräusch, das er mit seinen Zähnen am Holzrahmen macht, auf und beginne mit den Fingern auf meiner Seite des Trommelrahmens rhythmisch zu spielen, dazu schnalze ich mit der Zunge. Max protestiert («ah, ah!») und schiebt meine Hände, die ich flach aufs Fell gelegt hatte, weg.

Max singt eine Quart (das Anfangsmotiv des Bootliedes) und schaut mich an, stupst mit einer Hand an meine Stirn, so daß mein Kopf nach hinten ausweicht. Ich schüttle ein wenig den Kopf und frage leise: «aufhören?» Max stößt ein «eh-» aus und wendet sich mit seinen Trieseln wieder dem Monochord zu. Diesmal läßt er sie von noch weiter oben auf die Saiten fallen, so daß ein richtig guter Klang entsteht und holt die Triesel sorgsam zwischen den Saiten wieder hervor. Sofort reagiert er stimmlich, einen Ton (e') umspielend: «ahahah». Ich singe ebenso auf e' eine improvisierte Melodie. Max intoniert eine Quarte, dann eine verminderte Quinte, geht dann in ein Weinen-Singen und in ein rhythmisches Motiv auf den Silben «ii, i, ei, ei» über. Auch dieses imitiere und umspiele ich stimmlich, indem ich minimal nach oben und unten vom Ton e' abweiche.

Max sucht nun die in das große Schalloch gefallenen Triesel. Er tastet mit seinen Händen über die Saiten und bleibt mit den Fingern am Schalloch hängen. Von da an läßt er seine Hand langsam und «wahrnehmend» über die Saiten gleicht. Beginnt nochmals am Schalloch und spielt schließlich die Saiten mit der Handfläche, dann mit den Fingerkuppen an. Sein Blick ist seinem Tun zugewandt.

Ich summe kaum hörbar den Monochord-Ton und umspiele ihn wieder.

Max hält kurz inne, schaut mich an und spielt wieder weiter. Sein Daumen gleitet nun Saite für Saite über das Instrument, mal schneller, mal langsamer. Ich singe etwas lauter dazu.

Immer wieder gleitet Maxens Hand über die Saiten, auf und ab, dann wieder zupfend, bewußt und sich selbst zuhörend. Nun untersucht er die Wirbel des Instruments. Ich singe, die ruhige durch den Monochordklang entstandene Atmosphäre weitertragend.

Mit Blick auf die Kamera streicht Max nochmals über alle Saiten. Nun dreht er das Instrument um und versucht die hineingefallenen Triesel herauszuschütteln. Er hört sie in die Ecke des Instruments rieseln und reagiert unwirsch. Dies unterbricht die besinnliche, konzentrierte Stimmung. Ich versuche, ihm zu helfen: «Die (Triesel) wollen wir jetzt herauskriegen, das ist schwer, Max!» Er versucht, ins Schalloch zu greifen und stößt «ah, ah»-Laute aus. «Mußt du dir neue suchen!», entgegne ich. Max dreht das Instrument erneut um, «mama», sagt er und führt den Holzkörper des Instruments an seinen Mund. Ich frage ihn, um ihn abzulenken, ob er schaukeln wolle, da legt sich Max auf den Boden. Er zieht eine kleine Bordunleier (= ein Saiteninstrument) an sich heran, die in seiner Reichweite am Boden liegt und betupft die Wirbel des Instruments, ohne zu spielen.

Ich eröffne mit einer getragenen Melodie eine Stimmimprovisation und begleite mich auf dem Monochord, lasse seinen Namen in den sonst nur aus Silben bestehenden Text einfließen. Max klopft mit der Bordunleier seitlich an das Monochord. Ich nehme diesen Rhythmus auf, indem auch ich den Holzkörper des Monochords rhythmisch anspiele und dies in meine Improvisation einbaue. Max liegt auf dem Rücken und summt mit der Tendenz, meinen Tonraum stimmlich zu erreichen. Schließlich hat er das «e'» des Monochords und rhythmisiert es.

Ich reagiere mit: «hei, hei»
und begleite im entsprechenden Rhythmus.

Max zupft so am Boden liegend, wie zufällig eine Saite der Bordunleier an. Er wendet sich ihr zu und schaut dann zu mir, als wolle er sagen: «Hast du gehört?» Er lacht. Ich unterstütze ihn beim Halten der Leier, damit er sie so liegend besser spielen kann. Er rollt sich auf die Seite und beginnt sorgsam einzelne Saiten anzuzupfen. Ich singe dazu, indem ich die angezupften Saiten melodisch umspiele und schließlich einen Grundton als Basis durchhalte. Kurze, abgehackte, auf Silben gesungene Töne werden von weichen, langgezogenen Melodiebögen abgelöst. Einmal stoppt Max plötzlich den Nachklang einer Saite, um dann wieder fortzufahren. Schließlich beendet er sein Explorationsspiel und sagt zu mir gewandt: «aha!», als wolle er sagen: «ach, so klingt das!». «Wie gut du spielen kannst!», antworte ich, erfreut über seine Ausdauer beim Spiel. Ich singe noch wie beiläufig eine Melodie, worauf Max zwei langgezogenen Töne auf derselben Tonhöhe mitsingt. Er muß gähnen und bleibt völlig entspannt am Boden liegen.

Zur persönlichen und stimmlichen Entwicklung

B/I

Es fällt auf, wie entschieden Max in dieser Stunde jegliche Idee, die von mir kommt, zunächst ablehnt. Ja, er berührt sogar meine Stirn, um mir seine Meinung klar zu machen. Sein Blick ist direkt, seine Handlungen entschieden. Erst sein Interesse am Monochord läßt ein gemeinsames Spiel entstehen.

Seine größere Bezogenheit äußert sich auch in den häufigen Blicken Richtung Videokamera. Ich hatte zum ersten Mal das Gefühl, daß das Aufnehmen stört. Beim Trampolinspringen versuche ich, Max zu stimmlich-sprachlichen Äußerungen zu motivieren. Erst das heftige Bewegt-werden löst jedoch Töne und Silben aus. Vor allem der «plumps»-Effekt am Ende der Spielform, d. h. die extreme Gleichgewichtsstimulation, gepaart mit dem Spaß, dem lustvollen Erwarten, wieder hoch genommen zu werden, regen zu stimmlichen Äußerungen an. Zu singen beginnt Max beim Klang des Monochords. Er singt zunächst sehr hoch und rhythmisch gebunden. Die auffordernde Quart, die Erweiterung zur verminderten Quinte, aufgelöst in ein «Weinen-singen»[14], dann der rhythmische Einfall (ii, i, ei, ei) sind neue musikalische Äußerungen. Max erreicht genau die Tonhöhe des auf-e'-gestimmten Monochords, entwickkelt ein rhythmisches Motiv, das er wiederholt. All dies zeigt seine musikalisch-rhythmischen Fähigkeiten. Er hört zu und findet mit seiner Stimme in den gehörten Tonraum hinein.

Erste Objektbeziehung zu einem Musikinstrument

B/I

Das Hörbar-machen der stereotypen Bewegung geschieht in dieser Stunde durch das Bereitstellen einer großen Doppelfelltrommel. Sie dient als Resonanzkörper für die kleinen Metallstückchen, die Max mitgebracht hat. Später erklingen durch seine stereotypen Bewegungen die Monochordsaiten. Dies zieht Maxens Interesse am Instrument nach sich. Er scheint zum ersten Mal die Qualität der Saiten durch die Berührung mit seiner Hand wahrzunehmen. Nahm er sonst jeden Gegenstand, auch jedes Musikinstrument zum Mund, stellt er heute einen Handkontakt zum Instrument her. Er läßt einen Raum zwischen sich und einem Objekt entstehen, einen Erfahrungsraum, den er durch die räumliche Distanz mit den Augen beobachten kann. Er verfolgt sein Tun mit seinem Blick, so daß sich der Kreis schließt: «Ich sehe, was ich tue; ich spüre, was ich höre; ich sehe, was ich spüre und höre.» Durch das Koordinieren und Integrieren der verschiedenen Reize entsteht Beziehung.

Später zupft Max die Saiten der Bordunleier, «be-greift» sie richtig, einzeln, stoppt den Klang und zupft erneut eine weitere Saite an.

---

14 Nordoff, P. / Robbins, C.: Schöpferische Musiktherapie, S. 87, Stuttgart 1986

Sein Bestätigung suchender Blick zeigt, daß ich an seiner neuen Entdeckung teilhaben soll, wie ein Kind, das im Gesicht seiner Mutter Teilnahme an neuen Erfahrungen und Anerkennung für neue Fertigkeiten sucht.

Vom Kind ausgehend arbeiten – die Stimme hält die «Stimmung»

M

Das «Nein-lieber nicht»-Lied ist ein gutes Beispiel für die Methode, «vom Kind ausgehend» zu arbeiten.

Nachdem wir auf dem Trampolin zusammen gehüpft sind, war Max zunächst nichts mehr recht. Alles lehnte er ab. Was tun? Ich wage einige Provokationen, indem ich mich mit meinen Schlegeln immer wieder seinen Trieseln nähere und mit ihnen spiele. In dem Lied «Nein-lieber nicht» besinge ich seine ablehnenden Reaktionen und muß seine Unlust akzeptieren. Gleichzeitig biete ich ihm aber durch dieses Lied eine weitere Möglichkeit des Zusammenspiels an.

Max interessiert das zufällige Erklingen der Monochordsaiten durch seine Metalltriesel. Ich lasse ihn ganz allein das Instrument erkunden und halte nur durch eine leise stimmliche Begleitung die Verbindung zwischen uns aufrecht. Immer wieder imitiere und umspiele ich seine Laute und Rhythmen. «Ich bin da, ich bin an deinem Spiel interessiert, ich halte dich», soll der von mir gesungene Grundton zu Maxens Spiel auf der Bordunleier ausdrücken. Nicht zuletzt beeinflusse ich auch die Stimmung im Raum durch meinen Gesang und unterstütze eine konzentrierte Atmosphäre.

Maxens Gähnen und entspanntes Auf-dem-Boden-Liegen am Ende der Stunde erlebe ich als Kompliment, als Erholung nach getaner Arbeit. Nur in diesem angstfreien Zustand ist Wahrnehmen und damit Lernen möglich.

Der weitere Verlauf
(87.–100. Stunde)

Max weiß, was es zu tun gibt, und kommt mit sichtbaren Erwartungen in den Raum. Er hat den Recorder wiederentdeckt und verwendet ihn am Anfang der Stunde mehr als background zu seinem Schaukeln in der Hängematte. Max bringt neuerdings einen kleinen Bären, sein Kuscheltier[15], in die Stunde mit. Er legt es neben sich in die Hängematte oder behält es in einer Hand.

Das Schaukeln kann inzwischen gar nicht hoch genug sein. Seine stimmlichen Äußerungen sind bei emotionaler Erregung durch das kräftige, wilde Schaukeln spontan, mutig und gut hörbar. Eine weitere Variante entwickelt sich.

---

15 Dieses Kuscheltier trägt er, nach Aussage der Mutter, schon lange zu Hause mit sich herum und bringt es seit kurzer Zeit in die Einrichtung mit

Ich setze mich auf den Boden, und Max streckt mir abwechselnd seine Fußsohlen, dann seine Hände zum Anschwunggeben entgegen. Dazu läßt er sein Kuscheltier neben sich fallen. Aus dieser Handbewegung entwickelt sich ein spielerischer, immer differenzierterer Kontakt. Mal sind es die Handflächen, die sich berühren, mal packt Max zu, und ich reagiere mit festem Händedruck, mal sind es nur die Fingerspitzen, dann wieder entsteht ein Klatschspiel daraus.

Max bleibt während der ganzen Stunde (30–45 min.) wach und wirkt auch mimisch völlig «normal». Wenn man ihn nur so erlebte, würde man keinerlei Behinderung vermuten.

Max imitiert Mundbewegungen, wenn ich ihn dazu auffordere: «ha, ho» und das schon bekannte «hoppa». Als musikalische Begleitung singe ich zum Schaukeln Kinderlieder (Kuckuck, Hänschen klein) und Klatschlieder (Mon père m'a donné, Scherenschleifer) und immer wieder improvisierte Nonsenslieder, die Vokale und Konsonanten enthalten, die Max mit- oder nachsingen kann.

Auch Instrumente, wie die große Trommel und einen Klangstab, biete ich ihm während des Schaukelns zum Spielen an. Diese weist er entschieden zurück, als wolle er sagen: «Unser Spiel ist noch nicht ausgespielt, laß mich schaukeln und mit unseren Händen spielen!»

Die Triesel spielen derzeit in den Stunden keine Rolle. Er behält sie samt Kuscheltier in einer Hand oder hat sie bei sich in der Hosentasche.

Stimme, Sprache und Bewegung

> **B/I**

Maxens stimmliche Äußerungen sind nur dann spontan und persönlicher Ausdruck, wenn sie besonderer innerer «e-motio», innerer Bewegung entspringen. Das lustbetonte, hohe, fast gefährliche Schaukeln animiert ihn. Es entlockt ihm Laute und motiviert ihn, auch Laute von außen, die ich ihm anbiete, in sein Repertoire aufzunehmen. Ermuntere ich ihn ohne diese affektive Erregung zu stimmlich-sprachlicher Äußerung, reagiert Max halbherzig, vielleicht mir zuliebe oder dem Geschaukelt-werden, aber ohne innere Anteilnahme.

Um so erstaunlicher sind Maxens Handspielvariationen, in denen sich Phantasie und Beziehungsfähigkeit zeigen. Das kräftige Zupacken seiner Hände, das bewußtere Loslassen und sich Wiederfinden, das durch das Hin- und Herschaukeln der Hängematte entsteht, ist eine hervorragende Möglichkeit, Nähe und Distanz bildlich und körperlich spürbar zu erleben.

Das Mitbringen seines Kuscheltiers zeugt von Vertrauen in die Situation. Es soll wohl auch dabei sein!

Instrumente scheinen keine Verbindung, sondern eine zu große Distanz herzustellen. Max bevorzugt den direkten körperlichen Kontakt, braucht die starke Stimulation seines Körpergefühls.

Diese Erfahrung kann keineswegs auf alle autistischen Kinder übertragen werden. Oft führt gerade der Weg über Instrumente zum zwischenmenschlichen Kontakt. Doch wurde dieser einmal körperlich erlebt, folgt meistens eine lange Zeit des «Nachholens» dieser körperlichen Erfahrung, bevor dann wieder mit Gegenständen gespielt wird.

Geduld: Fortschritt als Gefahr der Überforderung

M

Gibt ein Kind stimmlich-sprachliche Äußerungen von sich, zunächst als Affektäußerung, aber auch dem Therapeuten oder dem Spiel zuliebe, so besteht die Gefahr, die Konzentration nur noch auf den sprachlichen Fortschritt zu lenken. *Diese Erwartung an weitere sprachliche Entwicklung spürt das Kind und verstummt möglicherweise wieder unter diesem Druck.*

Stimme und Sprache sollen dem Wunsch entspringen, sich mitteilen zu wollen. Die Gefahr der sinnentleerten Echolalie als scheinbarer Fortschritt müssen wir gerade bei autistischen Kindern im Auge behalten.

> Oberstes Ziel ist die Beziehungs- und Spielfähigkeit, die emotionale Entwicklung des Kindes, die eng mit der Entwicklung eines besseren Körpergefühls verbunden ist. *Die Sprache und das Spielen mit Gegenständen sind das Produkt dieser vorangegangenen Entwicklungen.*

Sich zeigen – Darstellen errungener Fähigkeiten
(108. Stunde)

Heute haben sich ein Psychologe und ein Logopäde zur Hospitation angemeldet. Beide kennen Max von seinem ersten klinischen Aufenthalt in einer Kindertagesstätte und wollen ihn besuchen, um seinen jetzigen Entwicklungsstand zu begutachten.

Max scheint zunächst keine Notiz von den in der Ecke des Raumes sitzenden Zuschauern zu nehmen. Im Laufe der Stunde sollte sich das aber ändern.

Das Heft, das Max zum Blättern benötigt, gibt er gleich an der Tür ab. Er setzt sich in die Hängematte, beginnt, sich selbst Anschwung zu geben und zu vokalisieren. Er streckt mir seine Füße und Hände entgegen und imitiert Klatschkombinationen, die ich ihm zum Schaukelrhythmus anbiete. Er vergißt sogar, die «background-Musik» an dem Kassettenrecorder anzustellen und ist ganz auf unser Spiel konzentriert. Immer wieder wirft er jetzt stolze Blicke zu den beiden Zuschauern in die Ecke. Ich biete ihm die große Doppelfelltrommel und einen Schlegel an, den er wie selbstverständlich nimmt und mit dem er immer beim Nachvorneschaukeln das Fell anspielt. Ich singe ein Trommellied («Ich bin ein Tambour») zur Begleitung und verlängere die Zeit zwischen den Strophen mit einer Trommelimprovisation, die sich zwischen mir und Max entwickelt.

Rhythmen wie «ttt ttt ttt» versucht er eindeutig nachzuvollziehen.

Danach singe ich einige bekannte Schaukel- und Begleitlieder und Max zeigt mimisch seine Freude, große Entspanntheit in seiner Körperhaltung, er bleibt aktiv und ausdauernd im Kontakt.

Am Ende der Stunde singe ich der Situation entsprechend:

«Schaukeln ist nicht schwer
und Max will noch mehr,
schaukeln ist doch schwer,
denn ich kann nicht mehr.»

Lachend und guter Dinge verläßt Max den Raum, nicht ohne den Zuschauern einen triumphalen Blick zuzuwerfen.

| B/I |

Beobachtet werden

Auch autistische u. a. behinderte Kinder wollen zeigen, was sie können. Ein wichtiger Motor jeglicher Entwicklung ist die Freude und Anerkennung eines anderen, für uns wichtigen Menschen. Max spürte das Interesse, die Neugier der beiden Besucher. Wie arbeitet man hier mit den Kindern? Wie hat sich Max wohl entwickelt? Diese Fragen standen in ihren Gesichtern geschrieben. Obwohl ich das Mitmachen und Zuschauen anderer Mitarbeiter gewöhnt bin, muß auch ich mich immer wieder von der gesteigerten Erwartungshaltung, die ich vor allem an mich selbst richte, befreien. Diese Erwartungshaltung kann bei gutem Selbstgefühl stimulierend, bei unsicherem Selbstgefühl lähmend wirken. Derartige Situationen zeigen sehr gut, wie stabil und vertrauensvoll sich die Beziehung zwischen Kind und Therapeuten entwickelt hat. Ob man sich aufeinander verlassen kann? In dieser Stunde freute sich Max sichtlich, zeigen zu können, was er «kann». Ich fühlte mich dadurch beflügelt und konnte ihn wohl entsprechend unterstützen.

(Es gab auch Situationen, in denen die Irritation zu stark spürbar war und ich Zuschauer bzw. Hospitanten hinausbat und Videoaufnahmen unterbrechen mußte).

Mehr Nähe ohne «fertige» Musik

Die Sicherheit, «alte» Spiele zunächst zu wiederholen, bot sich in dieser beobachteten Situation an. Da Max so gut agierte und reagierte, brachte ich die Trommel und das neue Trommellied ins Spiel.

Interessant ist, daß Max die Nähe des direkten Miteinander-Arbeitens ohne die sonst von ihm gewünschte Kindertanzkassette aushielt. Auch die Klatschspiele waren ohne stimmliche Begleitung, was atmosphärisch eine viel direktere Berührung bedeutete.

Sternstunde – Rückfall
(110. Stunde)

Nach sechs Wochen Sommerpause beginnt unsere Arbeit zunächst auf dem Level, den wir davor erreicht hatten. Max äußert noch klarer seine Wünsche:

1. Geschaukelt werden und sich selbst Anschwung geben in der Hängematte, begleitet von Klanggesten, Liedern und Instrumenten. Auffallend sind sein fester Händedruck und ein differenziertes Finger- und Handspiel, wenn sich unsere Hände beim Nachvorneschaukeln begegnen.

2. Eigenes Trommel- und Psalterspiel, wahrscheinlich in Erinnerung an seine besondere taktile und klangliche Erfahrung mit dem Monochord und einem Psalter.

3. Eigenständiges Hüpfen auf dem Trampolin. Ich begleite ihn auf der Schlitztrommel mit entsprechend rhythmisch gesprochenen Kniereitern.

In den darauffolgenden Wochen kommt Max exzessiv trieselnd in den Raum. Ungeduldig und durch die letzten Stunden verwöhnt, fordere ich ihn zu anderen Tätigkeiten, wie Schaukeln, Spielen oder Hüpfen auf. Max reagiert entschieden mit Ablehnung, kehrt mir seinen Rücken zu, um ungestörter seine mitgebrachten Papierschnipsel durch die Finger rieseln zu lassen. Ich imitiere die Trieselgeräusche auf der großen Trommel. Maxens Augen beobachten wach mein Spiel. Das gefällt ihm – dieses gemeinsame Tun – trotz des Trieselns. Dann begleite, imitiere ich diesen accelerierenden Trieselrhythmus mit der Stimme, probiere das Metallophon aus, das aber zu lange nachklingt und verwende schließlich kurz als Überraschungseffekt eine kleine Ratsche. Diese untersucht Max und unterbricht dafür kurz seine Stereotypie. Ein paar Laute drücken seine Erregung aus. Angebotene Schlegel wirft er mir vor die Füße.

Ich ziehe mich schließlich ans Klavier zurück, improvisiere in meiner Lieblingstonart (äolisch – einer Kirchentonart) melancholisch in der Stimmung, die

Max in mir auslöst. Am Ende der Stunde verläßt Max mit freundlichem Blick und ruhiger Ausstrahlung den Raum.

Erhalten der Beziehung, Teamarbeit

B/I

Nachdem Max bereits eine ganze Therapiestunde selbst gestalten konnte, empfand ich das ewige Trieseln als eindeutigen Rückschritt. Ich hatte Mühe, mich zu erinnern, daß das oberste Gebot jeglicher Therapie das *Erhalten der Beziehung* heißt. Durch das Begleiten seines stereotypen Verhaltens konnte ich ihn schließlich hören lassen, daß ich ihn akzeptierte – ihn auch mit seinen Stereotypen akzeptierte. Seine positive Reaktion half mir, längere Zeit bei dieser Spielform zu bleiben. Da ich am Klavier meine eigene Stimmung, meinen Kummer über die scheinbare Stagnation zum Ausdruck gebracht hatte, konnte ich die Stunde stimmig, d. h. ohne Wut und anfänglichen Ärger beschließen.

Im Teamgespräch sprachen wir über mögliche Gründe seines starken Trieselns. Der Therapieplan war umgestellt worden. Max hatte an diesem Tag, bevor er zu mir kam, schon mit einem Lehrer und der Psychologin der Einrichtung gearbeitet und war sichtlich ruhebedürftig. Weiteren Anforderungen, wie sie letztlich von jedem Mitarbeiter – wenn auch auf verschiedenen Ebenen – gestellt werden, mußte er sich durch seinen «Schutzraum», das Trieseln, entziehen.

Es gibt natürlich auch immer andere Gründe für solche «Ruhepausen», die ja nur aus dem begrenzten Blickwinkel einer Therapiestunde plötzlich als Rückschritt erscheinen.

So wurde im Teamgespräch überlegt, ob Max später in ein Heim verlegt werden soll. Mutter und Großmutter scheinen keine Einwände und keine emotionalen Schwierigkeiten mit diesem Plan zu haben.

Für Max würde dies eine entscheidende Veränderung bedeuten. Jede Überlegung und Vorstellung der primären Bezugspersonen sowie der Betreuer und Therapeuten, sich von einem Kind zu trennen, ist nach jahrelangem Zusammenleben und gemeinsamer Arbeit ein eklatanter Einbruch und muß sorgfältig vorbereitet werden.

Die eigene Enttäuschung

M

Gelingt es dem Therapeuten nicht, die eigene übermäßige Erwartungshaltung zurückzuschrauben und den So-Zustand des Kindes wirklich zu akzeptieren, so ist es m. E. besser, ohne weitere Anstrengungen beim Kind zu bleiben und die eigene Enttäuschung über diesen «Rückfall» eventuell musikalisch oder auch verbal zum Ausdruck zu bringen.

Unausgesprochen führte ich folgenden Dialog in dieser Stunde:
«Max, das Trieseln kannst Du doch auch ohne mich, ich würde so gern mit Dir zusammen spielen. Es macht mich hilflos und traurig, daß Du nur die ganze Zeit trieselst. Ich möchte so gerne mit Dir etwas anderes machen, mit Dir spielen. – Gut, wenn Du nicht anders kannst, spiele ich wohl am besten für mich (Klavier).»

An der Art meines Blickes, meiner Körperhaltung und schließlich meiner Musik gebe ich Max zu verstehen, was in mir vorgeht, und unser innerer Dialog bleibt erhalten.

Kommt es in einer Stunde zu keinerlei Zusammenspiel, so kann sich der Therapeut durch das oben beschriebene Gespräch musikalisch oder verbal entlasten. Das Kind in Ruhe zu lassen, ohne es hoffnungslos und wütend aufzugeben, das ist die Kunst, in solchen Situationen die entwickelte Beziehung nicht zu stören oder sogar zu zerstören.

Zur Gestaltung der Beziehung

M

Ist die Verlegung und damit der Abschied eines Kindes im Gespräch, ist man zunächst immer innerlich betroffen. Während einer so intensiven therapeutischen Arbeit vergißt man oft die Begrenztheit der realen Möglichkeiten und äußeren Umstände.

Im Hinblick auf das mögliche Ende der Arbeit tritt man innerlich einen Schritt zurück und betrachtet das Kind wieder einmal von «außen». Was kann Max? Wo wäre er gut aufgehoben, wer bietet ihm die besten Entwicklungschancen? Wie steht es um die Eltern, Großeltern, Geschwister?

Da Kinder unserer Einrichtung üblicherweise nur wegen ihres Alters in andere Einrichtungen kommen, müssen und können wir uns alle auf solche Veränderungen vorbereiten.

Wie es schon oft anklang, ist hier die *Gestaltung der Beziehung* entscheidend. Steht am Anfang die Bemühung um die *Entwicklung* einer zwischenmenschlichen Beziehung im Vordergrund, so spielt im Verlauf der Arbeit ihre *Gestaltung* eine wesentliche Rolle. Hierzu gehört auch das Vorbereiten des Endes.

Wie dies in jeder Stunde im kleinen passiert, ist es eines Tages unwiderbringliche Realität. Jeder Mensch wird dies auf seine Art und Weise gestalten. Wesentlich ist, daß wir damit beginnen, uns innerlich zu verabschieden und äußere Signale zu setzen. Auch wenn Worte hier nicht unbedingt verstanden werden, hilft das Sprechen mit dem Kind, der Tonfall, die distanziertere Körperhaltung und in unserem speziellen Fall die musikalische Improvisation, das singende Erzählen, das Abschiedslied.

Für Max und uns wurde die Frage der Verlegung in ein Heim wieder hinausgeschoben, da sich die Arbeit mit der Familie und das Finden einer entsprechenden Einrichtung doch noch länger hinziehen wird. So konnte ich weiter mit ihm arbeiten.

Innere Motivation – die «Geburt des Selbst»
(Videoprotokoll der 116. Stunde)

In den letzten Monaten unserer Arbeit entwickelte Max ein «Ritual», eine Abfolge von Spielsituationen, die ich anhand der folgenden Stunde genau dokumentieren werde.

Als Max in den Raum kommt, sitze ich am Boden und spiele auf Metallophonstäben vor mich hin (d-d' im dorischen Tonraum), singe ohne Text auf «ahaaa» eine Melodie.

Max stellt sich zuerst vor der Kamera auf, lächelt hinein, wird dann ernst.

Ich sage zu ihm: «Ach, laß den Bernd nur filmen», worauf sich Max seinen mitgebrachten Trieseln widmet. Es sind heute grob gerissene Papierschnitzel, die er zunächst auf ein Kissen neben der Tür gelegt hatte. Wieder läuft er zur Kamera, und ich ermuntere ihn, sich alles genau anzuschauen: «Guck's dir mal an, guck's dir nur an», singe ich und begleite mich weiter auf den Metallophonstäben. Max steigt kurz auf das Trampolin, und ich reagiere mit dem bekannten «hoppa-Reitervers», aber schon läuft er zu seinen Trieseln zurück und läßt sie mal rechts, mal links, durch seine Finger rieseln. Ich nehme nun den Rhythmus seiner Bewegung auf, ein Tremolo (= Verzierung), das sich dynamisch ständig verändert, ansteigt, verebbt, je nachdem, wie Max seine Triesel hantiert. Voller Erregung wird sein Atem hörbar, er zieht die Luft rhythmisch ein und läßt sie geräuschvoll wieder hinaus. Sein linkes Bein stampft nun den von mir gespielten Rhythmus in den Boden. Er wendet sich ganz von der Kamera ab, als könne er sich vielleicht so besser konzentrieren und beginnt mit seiner Stimme zu lautieren. Jetzt zappelt er mit beiden Beinen im Trieselrhythmus, den ich wieder instrumental begleite. Ganz leise höre ich Maxens Stimme.

Ich reagiere mit:

«Sing mit mir, sing mit mir, sing mit mir, Max.»[16]

Als Zwischenspiel begleite ich mit der Oktave (d-d') und umspiele melismatisch (= nur auf einer Silbe) den Grundton ohne Text mit der Stimme.

Maxens Atem ist wieder deutlich zu hören. Ich höre auf zu singen, um ihm für seine Stimme Raum zu geben. Ein schweifender Bordun (= eine gleichbleibende Begleitung aus zwei Akkorden) soll ihn unterstützen und stimulieren. Aber

---

16 Max ist ein Deckname, sein Name ist in Wirklichkeit zweisilbig!

es bleibt beim Atmen. Ich nehme wieder seinen Trieselrhythmus auf und beende die Improvisation mit einem langgezogenen Ton (d').
Max horcht auf und kommt sofort zu mir. Er zeigt auf den Kassettenrecorder mit einem auffordernd, in hoher Stimmlage gesprochenem «ha!» und sucht die Aufnahmetaste[17]. Kaum hat er sie gedrückt, läuft er zu seinen Trieseln zurück. «Erst mal was spielen, sonst hört man nachher nichts!», rufe ich ihm hinterher, worauf Max sofort fast tonlos, aber rhythmisch klar akzentuiert auf die Silbe «pa» einen Rhythmus angibt.

Ich begleite wieder mit dem oben genannten schweifenden Bordun. Max äußert sich plötzlich mit zwei ganz hohen Tönen (dreigestrichenes e), ich reagiere mit zwei Doppelklängen.
Max findet schließlich in den von mir angegebenen Tonraum hinein und singt die Quart, auf die ich mich mit meinem Spiel einstelle, bis wir zusammen dieses Motiv singen und spielen.
Max bringt ein weiteres stimmliches Motiv hinein, das ich imitiere.

Plötzlich unterbricht er sein Trieseln, kommt in meine Richtung gelaufen, schlägt aber einen Haken und läßt nun seine Triesel im Stehen, also in großer Distanz zum Boden, auf eine Matte fallen. Ich begleite und schließe die Improvisation mit einer entsprechenden melodischen Wendung ab.

Max zeigt mir wieder, ich möge das Tonband anhalten, und setzt sich auf den Boden, schaut mir zu, wie ich das Band zurücklaufen lasse und wieder anstelle. Ein Blick zur Kamera, dann – verbunden mit einem ah-Laut – reicht er mir seine rechte Hand und fordert mich entschieden auf, mit ihm zur Hängematte zu gehen und ihm Anschwung zu geben. (Ich komme seinem Wunsch nach.)
Max lautiert kräftig, quietscht vor Freude zu unserer Musik, die nun vom Tonband zu hören ist. Er streckt mir beide Beine und Hände entgegen, damit ich ihn so durch eine immer wiederkehrende Berührung in Bewegung halte.
Ich imitiere seine Laute, sein Gequietsche, sein «Lachen-Singen», das er mal extrem hoch, dann wieder in tieferer Lage wiederholt. Zwischendurch hält sich Max die Arme über die Ohren, vollzieht dann wieder mit dem ganzen Körper die Anschwungbewegung mit und unterstützt so aktiv das Schaukeln. Er strahlt über das ganze Gesicht.
Die Tonbandaufnahme ist zu Ende, Max stoppt die Hängematte, indem er seine Füße auf den Boden läßt. Er steigt aus der Matte aus und geht wieder zum Tonbandgerät. Ich gehe zur Trommel und beginne mit einer Hand zu spielen, während ich Max einen Schlegel und eine weitere Trommel zum Spiel anbiete. Es entsteht ein kurzer musikalischer Dialog.
Sein zunächst prärhythmisches Spiel, einen getriebenen nach vorne strebenden Rhythmus, versuche ich durch rhythmische Motive zu strukturieren, ihn förmlich einzufangen, was zu einem markanten Ende führt.

---

17 Wie ich später erfuhr, hantiert er zu Hause öfter den Recorder seiner Schwester und kann die Funktion der Aufnahme- und Stopptaste begreifen

Während ich nun diese Aufnahme wieder zurückspule, kehrt Max zu seinen Trieseln zurück. Kaum hört er den ersten Trommelschlag vom Band, das ich nun wieder spiele, holt er mich zum «Anschwung-Machen» ab. Wieder hört er sich schaukelnd unser Trommelspiel an. Ein hohes Kichern, ein «Lachen-Singen» (auf b'), freudige Ausrufe unterstütze ich, indem ich das Schaukeln mit Ausrufen wie «hoppa» und «hei» begleite.

Als auch dieses Trommelstück zu Ende ist, steigt Max wieder aus der Hängematte, lautiert nun, als würde er mit mir sprechen, ohne Konsonanten, mit geöffneten Lippen, führt mich zum Tonband und will sichtlich eine weitere Aufnahme machen. Ich schalte das Gerät wieder ein.

Dazu setzt sich Max wieder zu seinen Trieseln auf die Matte am Boden. Ich wähle diesmal eine Leier, die neben den Metallophonstäben liegt und beginne spielend und singend zu improvisieren.

Max dreht sich zu mir und zeigt auf die Stopptaste. Mit dem Laut «Ab!» soll ich das Spiel beenden. Zurückspulen, einschalten, und wieder bittet er mich mit seiner erwartenden Hand, ihm zur Musik Anschwung zu geben. Langgezogene Töne, Lachen, Quietschen, freudige Ausrufe, gepreßte Laute, er experimentiert mit seiner Stimme, und ich imitiere und provoziere durch weitere stimmliche Äußerungen.

Noch einmal kehre ich zu den Metallophonstäben für eine letzte Aufnahme zurück, wobei Max während seines Trieselns leise stimmliche Beiträge liefert. Mit einem beruhigenden Gesang (diesmal im Tonraum: e-e') beende ich das letzte Stück. Max hört es sich wieder in der Hängematte schaukelnd an und verläßt zufrieden den Raum.

Entwickeln einer eigenen Spielform

B/I

Maxens Eigeninitiative hat eindeutig zugenommen. Trotz seiner Triesel, auf die er sich immer wieder zurückzieht, entwickelte er eine Vorstellung, was er in der Stunde machen möchte. Er setzt die vorhandenen Gegenstände und mich als Person für seine Zwecke, seine Wünsche ein. Die oftmalige Wiederholung der Spielfolge: Improvisieren, auf Tonband Aufnehmen und Anhören während des Schaukelns zeigt ein gewisses Bewußtsein seines Tuns.

Seine stimmlichen Experimente entspringen einerseits der Freude an diesem Geschaukelt-Werden, zeigen aber auch melodisches Gefühl und Versuche, sich auf mein Spiel einzustellen. Er verleiht mir die ganze Stunde trotz seines immerwiederkehrenden Trieselns das Gefühl, daß er im Kontakt mit mir bleibt, daß er wach und aktiv die Stunde gestalten will.

Dies löst bei mir erstmalig das Gefühl aus, nicht die Gebende, sondern auch Nehmende zu sein.

Das Erwachen einer inneren Motivation, selbst spielen zu wollen und sich damit zu entwickeln, ist spür- und sichtbar.

Raum geben für gemeinsames Wachsen

M

Das Aufnehmen des Trieselrhythmus, wie ich es nun schon oft beschrieben habe, schafft auch in dieser Stunde den Kontakt zu Max. Verschiedene Klangfarben (Metallophon, Leier, verschiedene große Trommeln), einfache melodische, harmonische (meist im dorischen Tonraum) und rhythmische Improvisationen sollen Max in seinen stimmlichen und motorischen Äußerungen unterstützen. Da er Wünsche zum Ablauf und zur Gestaltung der Stunde zeigt und äußert, gilt es, ihn zu verstehen und seine eigene Initiative zu unterstützen. Er soll vor allem die Erfahrung machen, daß sich seine Ideen verwirklichen lassen, daß sich seine Anstrengungen, selbst aktiv zu werden, lohnen. Die Freude, die er selbst an seinen Aktivitäten zeigt, überträgt sich auf mich, und so entsteht die Atmosphäre, die ein «Wachsen» in der Beziehung ermöglicht.

«Das Menschliche besteht im Reichtum der Empfindungen und nicht im Reichtum intellektueller Fähigkeiten» Bruno Bettelheim, zit. im Film «Marcia»

Zusammenfassung der bisherigen Entwicklung

Vergleichen wir Maxens heutigen Zustand mit den 1988 beschriebenen Verhaltensauffälligkeiten (s. S. 31 ff.), so läßt sich feststellen:
- Blickkontakt herzustellen ist möglich
- das Spektrum der Lautäußerungen hat sich erweitert
- Ansätze zum Singen auf bestimmten Tonhöhen wurden entwickelt
- die Kommunikation durch Gesten und Handführen ist meist mit Lautierungen verbunden
- spezielle Ängste vor laufendem Wasser etc. sind nicht mehr zu beobachten
- Stereotypien treten nur im alleingelassenen Zustand auf
- besondere Wahrnehmungsempfindlichkeiten sind nicht bemerkbar
- Tics o. ä. treten nicht mehr auf
- unnachvollziehbare Aufregung mit Schreien etc. wurde nicht mehr beobachtet
- eine reizvolle Spieltätigkeit, die Max von einem Erwachsenen angeboten wird, holt ihn aus seiner stereotypen Betätigung heraus und er reagiert emotional positiv

- in der Musiktherapie äußert Max Wünsche zur Stundengestaltung und zeigt somit Eigeninitiative und er
- bringt sein gefühlsmäßiges, inneres Beteiligtsein (Freude, Lachen) deutlich zum Ausdruck.

Die menschliche Begegnung als Basis der Beziehungsfähigkeit

Die entscheidende Fähigkeit, die Maxens Entwicklung in Gang brachte, trat in der Stunde, in der er sich tragen ließ, zutage. Im Vergleich zu anderen autistischen Kindern hat Max trotz einiger körperlicher Auffälligkeiten (z. B. Einknicken des Oberkörpers beim Laufen) ein recht gutes Körpergefühl. So gab es sehr bald die Möglichkeit des taktilen Kontaktes: ihn zu berühren, ihn zu tragen, zu schaukeln, mit ihm zu tanzen. Sein gutes Gehör trug zu der Möglichkeit bei, seinem Inneren zu begegnen.

Max war lange durch seine Stereotypien voll in Anspruch genommen. Er nahm mich als Person nicht wahr, sondern stellte den ersten *Kontakt* zum hörbaren Rhythmus eines Instrumentes her, mit dem ich sein Tun begleitete. Diese erste «symbolische Berührung» führte über die reale körperliche Berührung (Handgeben, Klanggesten in der ‹Wickeltischposition›) zur menschlichen, persönlichen *Begegnung*, die ich als Basis jeglicher Entwicklung ansehe. Unsere Beziehung entwickelte sich nicht ohne Ambivalenz. Über die Lust, in einer Hängematte zu schaukeln, in einem Kegel gewiegt und schließlich mit dem Rücken zu mir und dann mir zugewandt, getragen zu werden, erfolgte die zwischenmenschliche Annäherung, das Wachsen seiner Beziehungsfähigkeit. Der erste Blickkontakt war «das Tor, ‹sein› Tor», das er hiermit geöffnet hatte. Es blieb seit dieser Stunde geöffnet und ermöglichte eine gewisse stimmlich-sprachliche Entwicklung und die erste Beziehung zu Objekten, die die Fähigkeit zu spielen mit sich bringt.

Entscheidend ist aber Maxens emotionale Entwicklung, die mit der Fähigkeit zur menschlichen Begegnung wächst und dem Leben seinen eigentlichen Sinn verleiht.

Die stimmlich-sprachliche Entwicklung

Worte und kurze Sequenzen in der richtigen Melodie, jedoch ohne Artikulation wiederzugeben, wurde schon in der Vorgeschichte als eine von Maxens Fähigkeiten beschrieben. Als er zu uns kam, konnten wir außer den Ausrufen «Äs» und «Mama», die er vor allem in Notsituationen von sich gab, keine stimmlich-sprachlichen Fähigkeiten feststellen. Max war ein stummes Kind.

Sein erstes kurzes Lachen, emotional getönte Laute, wie ein erstauntes «ehe», ein beängstigtes «uh» und das lautmalerisch imitierte «eheheh» für «noch einmal», das mich zur Wiederholung eines Spiels auffordern sollte, sind seine ersten stimmlichen Äußerungen. Eine erste verbale Zwiesprache, das bewußte Austauschen von Lauten und Geräuschen im Frage-Antwort-Stil ereignete sich, während er in einem Kegel (einem Gymnastikgerät) gewiegt wurde, also «in Bewegung». So sind es nicht nur innere, sondern auch körperlich spürbare Bewegungen «von außen», die zur stimmlichen Äußerung führten. Der Blickkontakt ermöglichte die Beobachtung meines Mundes und damit erste Imitationsversuche sprachlicher Äußerung. Das erste Singen erfolgte ebenfalls in Bewegung, in der Hängematte. Das erregende Gefühl, «gefährlich» hoch geschaukelt zu werden, stimulierte Max zu jauchzen, Laute auszurufen und mit seiner Stimme zu experimentieren. Instrumentale Begleitung (Metallophonstäbe und Klavier) förderten im weiteren Verlauf seine Fähigkeit zu singen. Immer noch tut er dies am liebsten, während er in der Hängematte schaukelt.

In den weiteren Stunden, die ich in dieser Arbeit nicht mehr schildern konnte, zeigte Max die Fähigkeit, Kinderliedermelodien, wie «Hänschen klein», zaghaft, aber auf exakter Tonhöhe mitzusingen.

Objektbeziehung – Spiel auf Instrumenten

Musikinstrumente hatten für Max keinen Aufforderungscharakter, jedenfalls begann er wie von sich aus auf ihnen zu spielen. Das exzessive Lutschen, Belecken eines Klangstabes oder Psalters wurde beobachtet. Das Anspielen eines Klangstabes führte zum sofortigen Abbruch, einem spontanen Fallenlassen der Schlegel. Ebenso wurde ein angebotener Schellenring von Max «wie ein nasser Lappen» fallengelassen. Auf eine angebotene Flöte reagierte er zwar mit spontanem Hineinblasen, er wollte dies aber nicht von sich aus fortsetzen. So blieben die Instrumente für lange Zeit von Max unberührt. Nur auf meine Aufforderung hin ließ er sich kurz zu dieser Ausdrucksmöglichkeit verführen. Interessant ist, daß Max, als er sich unbeobachtet fühlte, einmal das Klavier anspielte (Intermezzo), dies aber erst nach dem in dieser Arbeit beschriebenen Zeitraum wieder aufnahm.

Die einzige von ihm selbst gewünschte Berührung mit einem Instrument erlebte ich mit dem Monochord und einer Bordunleier. Nach dem sorgsamen Betasten der Saiten strich er schließlich über das Monochord und nahm den Klang auch wahr. Später zupfte er die Saiten der Leier und hörte seinem Spiel konzentriert zu. Hier ertrug, ja genoß er sichtlich das sonst so gefürchtete Ereignis, sich selbst zu hören. Die Rückmeldung jedes gespielten Musikinstrumentes: das «Ich höre mich, also existiere ich», verlangt ein gewisses Selbstgefühl, das Max zu diesem Zeitpunkt sichtlich entwickelt hatte.

Innere Motivation – Spielfähigkeit

Max kam immer gerne in die Stunden. Er lebte mit seinen stereotypen Zwängen und scheinbar ohne die äußere Welt zu beanspruchen. Erst die Lust, bewegt zu werden, löste Wünsche in ihm aus. So gab er mir nochmals die Hand, um nach der Musik durch den Raum zu laufen, er signalisierte mir, daß er die Musik vom Band hören wollte und ich auf seinen Fußsohlen spielen sollte. Er wollte wiederholt hochgenommen, getragen und am liebsten geschaukelt, gewiegt oder gedreht werden.

Bewegungen, die an pränatale Erfahrungen anknüpfen, die Max nicht lernen mußte, verknüpft mit der Erfahrung menschlicher Begegnung, ließen in ihm die innere Motivation wachsen, wieder handeln und damit sich weiterentwickeln zu können.

Schlußbetrachtung

Max braucht die aktive Zuwendung eines anderen Menschen, um nicht in seine Welt der Stereotypie zurückzufallen. Aber es ist leichter geworden, ihn aus dieser Welt herauszuholen.

Maxens Fähigkeit, Gefühle zu empfinden und diese auch auszudrücken, gibt seinen Mitmenschen die Möglichkeit, adäquater auf ihn einzugehen. Er vermag Freude am Spiel, das man mit ihm beginnt, zu zeigen. Diese Rückmeldung hat auf jeden, der sich um Max bemüht, eine positive Auswirkung. Sie gibt Kraft und Motivation, immer wieder den Kontakt zu Max zu suchen. Die Chance zur weiteren Entwicklung ist gegeben. Max begann in den letzten Monaten zu malen. Er beteiligt sich, dazu aufgefordert, am Decken des Frühstückstisches. Er verfolgt wachen Blickes das Geschehen um ihn herum, und er ist meist freundlich gestimmt. Beides spricht für eine bessere Integrationsfähigkeit bezüglich der ihn umgebenden Reize und läßt die wachsende Beziehungsfähigkeit sicht- und spürbar werden.

Begrenzt bleibt Maxens Entwicklung durch die äußerst ungünstigen häuslichen Bedingungen, so daß weiterhin ein Heimplatz für ihn gesucht wird. Die Einbeziehung der Mutter in die therapeutische Arbeit ist nur sporadisch möglich. Ihre Motivation, sich an Maxens Entwicklung aktiv zu beteiligen, ist kaum erkennbar. Hier wird deutlich, daß eine Unterstützung der Eltern so früh wie möglich angeboten werden müßte, um eine Chronifizierung der Beziehungsstörung zwischen Eltern und autistischem Kind zu verhindern. Sie führt m. E. zur Hoffnungs- und Motivationslosigkeit, die eine Zusammenarbeit zwischen Eltern, Erziehern und Therapeuten so erschwert.

4 Methodisches Vorgehen in der Arbeit mit autistischen Kindern

Um die mit Max geschilderte Arbeitsweise auch für die Arbeit mit anderen schwer kontaktgestörten Kindern nachvollziehbar zu machen, schildere ich das methodische Vorgehen anhand weiterer Beispiele aus der Praxis.

Vorgeschichte der ausgewählten Kinder

Kurze Vorstellungen der Kinder, die in den Praxisbeispielen erwähnt werden, gehen der Darstellung meiner Arbeitsweise voraus, um einen allgemeinen Eindruck der ausgewählten Kinder zu vermitteln.

Die Daten sind den mir zugänglich gemachten Auszügen aus Krankengeschichten und Berichten der Psychologen und Sonderschullehrer entnommen. Sie enthalten nur einige wichtige Hinweise bzgl. der Vorgeschichte und familiären Situation. Das angegebene Alter bezieht sich auf die Zeit, in der die folgenden Beispiele entstanden sind.

Diesen Fakten ist eine kurze Verhaltensbeschreibung des Kindes vorangesetzt, die durch Beobachtungen speziell des musikalischen Verhaltens ergänzt wird.

Maria

Maria ist acht Jahre alt und ein ganz in sich zurückgezogenes, nicht sprechendes Mädchen ohne gerichteten Blickkontakt. Maria sitzt häufig am Boden, manchmal in einem Hängesitz, wobei sie sich selbst mit den Beinen Anschwung geben kann und den Kontakt zum Boden nicht gerne verläßt. Oft spielt sie mit ihren Fingern in Verbindung mit ihrer Spucke, wobei sie das Geschehen am Rande ihres Gesichtsfeldes zu beobachten scheint. Eine häufige stereotype Betätigung ist das Zerreißen von Papier, wobei sie immer wieder kleine Stückchen davon im Mund zerkaut. Gegenstände führt sie meist zum Mund, dreht und wendet sie, ohne mit ihnen sinnvoll zu «spielen». Ihre gestörte Körperlichkeit zeigt sich in einem eigenartig unkoordinierten Gang und in ihrer Ambivalenz, berührt zu werden. Das Auffallendste, was jeglichen Kontakt unterbricht, sind ihre häufigen Darmbeschwerden, die ihre ganze

Aufmerksamkeit in Anspruch nehmen, und die mit Schmerzen einherzugehen scheinen. Ihre Stimme ist nur in kurzen Momenten zu hören, es sind Stimmungs- oder Willensäußerungen, wobei ihr Atem hörbare Veränderungen anzeigt, wenn Maria innerlich von etwas erregt und berührt wird. Ich habe sie herzlich lachen gehört, als sie das heftige Schaukeln in einer Hängematte zuließ oder ihr das Spiel in einem Rollwagen besonders Spaß machte.

Ihre Vorgeschichte ist – wie häufig bei autistischen Kindern – nur höchst ungenau bekannt. Maria sei bis zum ersten Lebensjahr unauffällig gewesen. Mit zwei Jahren seien Sprach- und Entwicklungsverzögerungen aufgefallen, Verdacht auf Gehirnschwund wurde geäußert. Mit drei Jahren war Maria drei Wochen im Krankenhaus mit Verdacht auf eine Hirnschädigung. Mit vier Jahren häuften sich die Auffälligkeiten wie Schreien und sich Beißen. Mehrmaliger Umzug der Familie wird erwähnt. Sie wurde vom ersten bis zum fünften Lebensjahr tagsüber in einer Sondertagesstätte betreut und kam mit sechs Jahren in unsere Einrichtung.

Zur familiären Situation: Maria lebt mit ihrer Mutter und Großmutter in einem Haushalt. Ihre nur ein Jahr ältere Schwester ist im Alter von acht Jahren tödlich verunglückt. Das Milieu ist immer wieder von Vernachlässigung bedroht. Maria kommt öfter nicht in die Einrichtung, da die Mutter es nicht schaffte, sie dem Taxifahrer morgens rechtzeitig zu übergeben. Zu Hause ist sie anscheinend weitgehend sich selbst überlassen. Eine Heimunterbringung wurde immer wieder diskutiert.

Ihr *musikalisches Verhalten* ist von der Vorliebe für leise Geräusche (Plastik- und Papiergeräusche) geprägt. Sie bevorzugt kurzklingende Instrumente, hört gerne Tanzmusik vom Kassettenrecorder, wobei schwer auszumachen ist, ob das Gerät mit seinen Tasten oder das dabei zu Hörende ihr Interesse auslöst. Das Anspielen von Instrumenten mit einem Schlegel «passiert» gelegentlich, aber sehr mechanisch, wogegen selbstklingende Instrumente, d. h. Instrumente, die direkt durch die Bewegung erklingen, ihre Aufmerksamkeit länger aufrechterhalten (s. Beispiel S. 137).

Dorit

Dorit, ein zehnjähriges autistisches Mädchen, fällt durch seine große Unruhe, sein ständiges «In-Bewegung-Sein» auf. Dorits ausgeprägte stereotypen Handbewegungen zeugen von einer inneren Getriebenheit, die sich unmittelbar auf die Umgebung überträgt. Man wird in ihrer Nähe ebenso unruhig und getrieben, ja desorientiert, und es braucht viel Erfahrung und eine innere Konzeption, um sich nicht von ihr «anstecken» zu lassen. Betrachtet man ihre Handbewegungen im Zeitlupentempo, so erscheint eine Art «Tanz»: eine

Hand streicht über den Handrücken der anderen, dann umgekehrt, dann dreht sich die eine Handfläche um, die Hände streichen mit den Innenflächen aneinander, wieder wird eine Hand gewendet und streicht über die andere usw. Dazwischen führt oder schlägt – je nach Erregung – Dorit eine Hand auch an ihr Kinn oder den Mund, wo sie ein-, zweimal anklopft, um wieder das Händespiel aufzunehmen. Sie ist eines der Kinder, die ihre stereotypen Bewegungen so gut wie nie unterbrechen, sogar beim Essen ist es für Dorit schwer, die Hände ruhiger zu halten und den Platz auf einem Stuhl längere Zeit beizuhalten.

Ihr Gang ist etwas plump, ihre Motorik allgemein ungeschickt. Oft stolpert sie über oder tritt auf dem Boden liegende Gegenstände, ohne dies scheinbar so richtig zu bemerken. Jede Beziehung scheint ihr Angst zu machen. Sie zu berühren ist möglich, wurde aber in der ersten Zeit wohl kaum von ihr wahrgenommen. Erst in letzter Zeit zeigt sie ihre Zuneigung durch Umarmung oder läßt sich durch körperliche Zuwendung trösten. Ihre stimmlichen Äußerungen waren zunächst vor allem verzweifelte Schreie, die mit ihrer Unfähigkeit, sich mitzuteilen, und unserer Schwierigkeit, sie zu verstehen, einhergingen. Diese Ausbrüche waren mit autoaggressivem Verhalten verbunden, sie biß und schlug sich selbst. Ihr ständiger «Raumwechsel», ihr Drang, auch den Ort ihres Daseins immer wieder zu verändern, erschwert die Arbeit. Sie scheint auf der Flucht zu sein, und jede atmosphärische Annäherung löst panikartiges Weggehen aus. Im Laufe der Jahre wurden ihre Ausbrüche der Verzweiflung seltener und ihre Möglichkeit, sich mit Menschen in einem Raum aufzuhalten, verbesserte sich.

Ihre sprachlichen Äußerungen sind auf wenige Laute beschränkt, derer sie sich aber bewußt werden kann (s. Beispiel S. 132).

Dorits *Vorgeschichte* ist von einem traumatischen Klinikaufenthalt im ersten Lebensjahr geprägt. Wegen einer Hüftkorrektur wurde sie über sechs Monate auf ein Brett fixiert und lag im Gipsbett, ohne Bewegungsmöglichkeit und vor allem ohne taktile Stimulation. Nach Aussagen der Mutter wurde sie trotz häufiger Besuche immer stiller und begann schließlich mit ihren stereotypen Handbewegungen. Die Bedenken der Mutter, die das veränderte Verhalten ihres Kindes sehr wohl wahrnahm, habe der Arzt zerstreut: «lieber ein bißchen verhaltensgestört als ein hinkendes Kind».

Ihre anfängliche Sprachentwicklung soll sich in späteren Jahren wieder rückentwickelt haben. Auch wenn keine konkrete Benennung möglich war, habe Dorit die Worte «Papa, Mama und Klasse» sprechen können, dies jedoch wieder aufgegeben. Eine Verschlechterung ihres Zustandes nach einem Umzug wird beschrieben.

Die familiäre Situation: Dorit lebt mit Vater und Mutter in einem eigenen Haus. Die Mutter hat alle nur erdenklichen Therapieversuche durchlaufen (Festhaltetherapie, Verhaltenstherapie, Beschäftigungstherapie), ohne wesentliche Entwicklungsfortschritte ihres Kindes feststellen zu können. Sie hat sich mit der Tomatismethode[1] befaßt und hofft auf Erfolge durch die jetzt verbreitete Methode der «facilitated communication» (gestützte Kommunikation), die mit Hilfe eines Computers eine Ausdrucks- und Verständigungsmöglichkeit verspricht.[2] Die Mutter ist sehr um Dorit bemüht, wenn auch m. E. lange Jahre die Wahrnehmung der eigentlichen Bedürfnisse des Kindes durch eine vornehmlich funktionale Betrachtungsweise bestimmt war.

Das musikalische Verhalten: Dorit hört gerne Musik. Die Mutter berichtet von ihrem Hüpfen zur Musik (zu Hause gibt es auch ein Trampolin) und ihren Lieblingskassetten (Kinderlieder, Kindertänze). Sie spielt immer wieder auch die Trommel, wobei sie lange brauchte, um das «Sich-Selbst-Hören» zu ertragen. Als es ihr bewußt wurde, daß sie es war, die diesen Klang erzeugte, ließ sie hocherregt, sich selbst beißend, die Schlegel fallen. Es brauchte vorsichtige Dosierung im Angebot der Spiel- und Ausdrucksmöglichkeit, bis sie Freude am Spiel zeigte. Bei allen Tätigkeiten muß sie sich im Raum bewegen können. Auffallend ist ihre Linkshändigkeit, sie nimmt sofort beide ihr angebotenen Schlegel in die linke Hand und kann keine rechts-links-Koordination herbeiführen. Überhaupt macht die eine Hand immer eine andere Bewegung als die andere.

Sven

Sven, neun Jahre alt, ist ein schwer sehbehinderter Junge mit einigen sprachlichen, meist echolalischen Ausdrucksmöglichkeiten. Sein Sprachverständnis ist gut. Zu seinen auffälligen Verhaltensweisen, die bei positiver wie negativer Erregung auftreten, gehören Hopsen, Kreischen, Kneifen und an den Haaren Ziehen. Meist aber liegt er völlig inaktiv da und lutscht an zwei Fingern. Er hat den oft bei autistischen Kindern beschriebenen Zehenspitzengang und orientiert sich trotz seiner Sehstörung gut im Raum. Auch konnte er sich am Frühstückstisch zielsicher einen Joghurt organisieren, so daß wir oft unsicher sind, wie stark sehbehindert Sven wirklich ist. Körperlich wirkt er einerseits angespannt (wenn er stereotyp auf der Stelle hüpft), andererseits völlig rückgratlos, wenn er in sich zusammengesunken am Tisch sitzt. Seine auffallende Inaktivität steht einer generellen Entwicklung entgegen. Eine Chance liegt in der emotionalen Differenziertheit. Ich bin bisher noch keinem autistischen Kind mit soviel Humor begegnet. Sven kann lachen und liebt es, gekitzelt zu werden. Er konnte eine langjährige intensivere Beziehung zu einer Erzieherin

---

1 Kehrer, Hans E.: Außenseitermethoden in der Behandlung des autistischen Syndroms, in: Autismus heute, Verlag Modernes Lernen, S. 65, Dortmund 1988
2 Biklen, D.: Communication unbound: autism and praxis. Harvard Educational Review, 60, (3), S. 291–314, 1990

aufbauen und wurde in seiner Entwicklung stark zurückgeworfen, als diese die Einrichtung verließ.

Die *Vorgeschichte* Svens verweist auf die frühe Sehstörung, für die aber nie eine klare Ursache festgestellt werden konnte. Eindeutige Hinweise auf eine Hirnschädigung konnten nicht gegeben werden. Mit drei Monaten kam Sven wegen Nahrungsverweigerung ins Krankenhaus und wurde dort sechs Wochen am Tropf künstlich ernährt. Bis zu seinem zweiten Lebensjahr wurde Sven als blind diagnostiziert und kam von da ab, bis er viereinhalb Jahre alt war, in eine Blindenschule. Sein Vater starb, als er dreieinhalb Jahre alt war. Die Mutter heiratete wieder, als Sven vier Jahre alt war und bekam ein zweites Kind, einen als normal einzuschätzenden Jungen. Sven konnte nicht in die Blindenschule integriert werden, da er auf die üblichen Lernmethoden nicht ansprach. Er zeigte vor allem keinerlei Selbständigkeit und ging immer häufiger aggressiv auf andere Kinder los.

Zur *familiären Situation*: Sven lebt mit Mutter, Stiefvater und seinem Stiefbruder zusammen. Die Mutter ist sehr an seiner äußeren Erscheinung interessiert und möchte auch, daß er seine Haltung bei Tisch verbessere, damit sein Auftreten weniger behindert wirke. Sein Zuhause ist geordnet und sehr sauber.

Sein *musikalisches Verhalten* war zunächst durch eine Vorliebe für Geräusche von elektrischen Geräten geprägt. Das durch eine geschlossene Tür leise hörbare Geräusch eines Mixers ließ ihn eine Aktivität unterbrechen, und er lauschte interessiert, bis der Mixer wieder ausgestellt wurde. Bald zeigte er auch Freude an Kinderliedern und Schlagern, die ihm die Lieblingserzieherin oft vorsang. Er begann bruchstückhaft mitzusingen, wobei seine Intonation ganz sicher war. Er merkte sich immer mehr Text, ohne jemals ein Wort in seinen eigenen täglichen Sprachgebrauch zu übernehmen. Auch Instrumente interessierten ihn, er spielte mit Vorliebe das Becken (s. Beispiel – Nonsenssprache) und die Trommel. Großen Spaß hatte er, geschaukelt zu werden und dazu dem begleitenden Monochordklang zu lauschen. In letzter Zeit steckte er auch einen Flötenkopf in den Mund und spielte eine Mundharmonika an.

Jens

Jens, ein achtjähriger Junge, ist ein nichtsprechendes, motorisch unruhiges Kind. Er wirkt wach, schielt stark auf einem Auge und kann aber immer wieder direkten Blickkontakt zulassen. Er trägt gerne Gegenstände, wie Taschen, Schnüre u. ä. bei sich und hantiert mit ihnen in wedelnden Bewegungen. Er läßt sie sich auch abnehmen, entzieht sich aber sehr aktiv und bestimmt jeglichen Anforderungen seiner Umgebung. Er weiß, was er will, nur handelt es sich meist um auf sich selbstbezogene Tätigkeiten, in die man sich nur vorsichtig «einmischen» kann. Seine Motorik ist geschickt. Er liebt es, zu hüpfen und geschaukelt zu werden.

Jens *Vorgeschichte* gibt keine konkreten Anhaltspunkte für eine organische Störung. Mit acht Monaten seien häufiges Schaukeln im Sitzen, schlechter Schlaf und seine motorische Unruhe aufgefallen. Außer der Doppelsilbe «Mama», die er mit einem Jahr, aber später nicht mehr äußerte, zeigte er keine Sprachentwicklung. Wegen seines Schielens wurde er augenärztlich betreut. Er läßt sich aber wegen der Verhaltensschwierigkeit kaum behandeln. Eine diätische Behandlung mit phosphatreduzierter Nahrung[3] ergab nach Aussagen der Mutter eine Besserung in der Motorik und im Sprachverständnis, aber keine Aktivierung der sprachlichen Fähigkeiten. Neurologische Untersuchungen – er wurde mit vier Jahren für über vier Wochen stationär aufgenommen und im wahrsten Sinne des Wortes «auf den Kopf gestellt» – führten zu keinem Ergebnis. Eine vermutete Hörstörung konnte nicht nachgewiesen werden. Er hat keine auffallende körperliche Berührungsangst.

Zur familiären Situation: Jens lebt mit seinen Eltern zu Hause. Seine Mutter wird als überfürsorglich beschrieben. Genauere Angaben können nicht gemacht werden, da Jens erst kurze Zeit in unserer Einrichtung ist.

Sein *musikalisches Verhalten* war in den ersten Stunden durch sein spontanes Reagieren auf instrumentale und vokale Improvisationen gekennzeichnet. Er spielte einmal die Trommel mit beiden Händen, wiederholte dies aber bis jetzt nicht mehr. Er hört gerne Musik, wird aufmerksam und läßt mimisch seine Berührtheit erkennen. Er liebt direkte körperliche Spiele, bei denen vor allem das Besingen seiner kräftigen Hände einen ersten Kontakt ermöglichte (s. S. 106).

Otto

Otto, ein siebenjähriger türkischer Junge, fällt durch sein waches Aussehen auf. Er lautiert, bildet Silben, von denen wir dachten, er spreche vielleicht türkisch. Einige Worte, die er mit angenehmen Tätigkeiten verbindet, benutzt er auch von sich aus («schaukeln», «kriegen», «Tür auf»). Seine Hauptbetätigung besteht aus dem Herstellen labiler Konstruktionen mit dem Material, das er in einem Raum vorfindet. Er verteidigt diese Konstruktionen heftig gegenüber anderen Kindern, den Erwachsenen gestattete er, ihm beim Bauen behilflich zu sein. Eine weitere Auffälligkeit sind seine bizarren Bewegungen. So tanzt er manchmal um ein Seil herum, macht ungewöhnliche Handbewegun-

---

3 Kehrer, Hans E.: Außenseitermethoden in der Behandlung des autistischen Syndroms, in Arens, Ch. / Dzikowski, St. (Hrsg.): Autismus heute, Bd. 1, Verlag Modernes Lernen, S. 63, Dortmund 1988

gen dazu und lautiert in «seiner Sprache». Seine Freude an Bewegungsaktivitäten ist bemerkenswert. Sein Körpergefühl scheint nicht beeinträchtigt zu sein, denn er bewegt sich angstfrei.

Seine Stimmung wechselt oft abrupt. Er scheint aus «seiner» in «unsere» Welt überzuwechseln und kann dann alltäglichen Anforderungen im lebenspraktischen Bereich gut nachkommen. Ist er in «seiner» Welt, so fühlt man sich in seiner Gegenwart nicht existent.

Aus der Vorgeschichte Ottos wissen wir, daß er ein zu früh geborenes Kind war. Er ist das letzte Kind von insgesamt fünf Geschwistern. Erst mit anderthalb Jahren sei Otto auffällig geworden, da er nicht sprach und «so anders» spielte. Er sei immer für sich alleine gewesen und mochte es nicht, wenn jemand in seine Nähe kam. Ein paar türkische Ausdrücke lernte er, verwendete sie aber nicht situationsgemäß. Die Diagnose lautet: Verdacht auf Kannersyndrom.[4]

Zur *familiären Situation*: Otto scheint die Familie mit seinen Eigenheiten sehr zu strapazieren. So greift er u. a. auch seine Eltern und Geschwister körperlich an, wenn er seinen Willen nicht durchsetzen kann. Die Eltern ermahnen Geschwister zu besonderer Rücksichtnahme, da Otto krank sei. Die Zusammenarbeit zwischen den Eltern und dem Schulhort gestaltete sich sehr schwierig, da die Eltern meinten, das Zusammenleben ihres Kindes mit noch gestörteren Kindern sei für dessen Entwicklung ungünstig. So wurde Otto sehr bald wieder aus unserer Einrichtung in eine andere Schule entlassen.

Ottos *musikalisches Verhalten* zeigte sich zunächst in seinen melodiösen stimmlich-sprachlichen Äußerungen, derer er sich durch entsprechende Imitationen durch andere bewußt wurde. Überhaupt hatte ich den Eindruck, daß er sich zuhört und mit sich selbst spricht. Seine Beziehungsfähigkeit zu Gegenständen übertrug er in der Zeit, in der ich mit ihm arbeiten konnte, nicht auf Instrumente, er verwendete statt dessen die Schlegel und Klangplatten, um die oben genannten Konstruktionen herzustellen. Das Unterstützen seiner bizarren, tanzartigen Bewegungen durch improvisierte Musik gefiel ihm, holte ihn aber nicht unbedingt aus seiner Isolation. Er scheint in einer in sich klar abgegrenzten Welt zu leben und in dieser mit sich selbst zu kommunizieren. Er nimmt Musik sozusagen in seine Welt hinein, tritt aber nicht durch sie aus ihr heraus. Um so auffallender war seine Freude beim Schaukeln und den Kosespielen, bei denen er direkte körperliche Berührungen suchte und uns sein Blick klar und unbehindert erreichte.

---

4 Kannersyndrom, Synonym für «frühkindlichen Autismus», Leo Kanner, USA, beschrieb 1943 als erster dieses Störungsbild

Peter

Peter, ein elfjähriger nicht sprechender Junge, verbringt die meiste Zeit mit stereotypem Spiel. Er bevorzugt Legosteine, die er durch seine Finger rieseln läßt oder mit Hilfe einer Plastikschippe zusammensucht, um sie wiederum durch die Finger rieseln zu lassen. Er ist ein freundliches Kind, scheut jegliche Auseinandersetzung, schmiegt sich körperlich in symbiotischer Weise an und liebt Kitzel- und Tobespiele. Blickkontakt stellt er oft her, indem er ein Auge zuhält, mit dem anderen aber ganz klar seine Beobachtungen macht und auch unserem Blick standhält. Seine wenigen Lautierungen, wie die beiden ersten Anfangsbuchstaben seines Eigennamens, sind nur in emotional erregten Situationen zu hören.

Die *Vorgeschichte*: Peter sei bis zum Alter von 1¾ Jahren ein normal entwickeltes Kind mit sogar überdurchschnittlich gutem Sprachvermögen (100 Wörter, Zweiwortsätze) gewesen. Seine Bedürfnisse konnte er gut verbal ausdrücken. Auf den Versuch, ihn in einen Kindergarten zu integrieren, reagierte er panisch und wurde krank. Eine Mittelohrentzündung und Brechdurchfall wurden mit Penicillin behandelt. Nach dieser Zeit nahm sein Sprachvermögen ab, ohne daß dies mit einer eventuell durch die Erkrankung gestörten Hörfähigkeit in Verbindung gebracht werden konnte, laut der Untersuchungen war sein Hörvermögen nie gestört. Mit zweieinhalb Jahren war Peter verhaltensauffällig, hatte nicht zu beruhigende Schreianfälle und zeigte keinerlei Beziehung zu seinen Eltern mehr.

Nach ambulanten Behandlungsversuchen wurde er schließlich stationär in eine Kinderpsychiatrische Abteilung aufgenommen, wo er über fünf Monate blieb. Die Eltern besuchten ihn täglich und Peter zeigte wieder Freude, wenn er seine Eltern sah. Er wurde mit der Diagnose: «Verdacht auf Enzephalitis; postenzephalitische Retardierung» aus dem Krankenhaus entlassen. Erst mit vier Jahren wurde die Diagnose «Autismus» gestellt. Sein Sprachvermögen wurde nur noch ganz selten erkennbar. Mit ca. sechs Jahren soll er plötzlich durch eine Provokation einmal einen ganzen Satz gesagt haben. (Er wollte seine Perlen, mit denen er stereotyp spielte, wiederhaben.) Erst in den letzten Jahren konnte seine geistige Retardierung widerlegt werden. Er begann sich durch die Methode der «facilitated communication» (gestützte Kommunikation) schriftlich mitzuteilen, wodurch eine entscheidende Veränderung und Verbesserung der Beziehung zu seinen Eltern und seiner weiteren Umwelt eintrat.

Die *familiäre Situation*, in der Peter lebt, ist sehr auf ihn abgestimmt. Seine Eltern sind besonders engagiert, auch in der Öffentlichkeit jede erdenkliche Hilfe für ihr Kind und für autistische Kinder überhaupt zu organisieren. Die Familie ist in ein Haus in der Nähe eines Waldes gezogen, um für Peter eine bessere Umgebung zu schaffen.

Peters *musikalisches Verhalten* ist schwer zu beschreiben. Ich arbeitete mit ihm nur ein paar Wochen, so daß ich nur wenige Beobachtungen machen konnte. Er horchte auf, wenn ich für ihn sang oder spielte, und er war – so mein Eindruck – empfänglich für musikalische Reize, die mit taktilen Empfindungen kombiniert waren.

Methodisches Vorgehen – Darstellung meiner Arbeitsweise

Zunächst wird die besondere Situation beim **Erstkontakt** und die Anfänge von Stunden beschrieben, wobei ich zwei Erscheinungsbilder besonders heraus-greife.
Dem *stereotypen Verhalten* gilt besondere Beachtung.

Das methodische Vorgehen **im weiteren Verlauf** ist anhand praktischer Bei-spiele dargestellt, die nach den jeweils entstandenen *Spielformen* geordnet sind.
Zunächst singe und spiele ich *für das Kind*.
Seine Bewegungen werden körperlich, stimmlich u./o. instrumental begleitet, seine stimmlichen Äußerungen aufgenommen.

Läßt das Kind es zu, bewege ich es und singe dazu tradierte oder improvisierte Schlaf-, Wiegen-, Schaukel- oder Tanzlieder.

Dann spiele ich *mit dem Kind*, wozu in den folgenden Beispielen Klatsch- und Fingerspiele, Kose- und Körperlieder sowie Kniereiter verwendet werden.

Ziel ist es, daß schließlich *das Kind mit mir* (und anderen Menschen) zu spielen beginnt. Dies wird anhand von Sprach- und Instrumentalspielen dargestellt.
Da das autistische Kind nicht in allen Bereichen gleichermaßen retardiert ist, entspricht das methodische Vorgehen nicht immer diesen logischen Entwick-lungsschritten. Grundsätzlich gilt jedoch, dort anzuknüpfen, wo das Kind es zuläßt.

Methodisches Vorgehen beim Erstkontakt

Den «So-Zustand» des Kindes wahrnehmen

Das Herstellen von Kontakt ist naturgemäß das Hauptziel der Therapie autisti-scher Kinder.
Um dieses zu erreichen, muß aber zunächst der «So-Zustand» des Kindes wahrgenommen und erfaßt werden.
Da jeder Mensch «in Bewegung» ist, bietet sich dieser «So-Zustand» als Aus-

druck und als Anknüpfungspunkt eines Kontaktangebots an. Die äußerlich sichtbare Bewegung ist Ausdruck innerer Bewegung. So gilt es, die Stimmung des Kindes zu erfassen, um Kontakt herstellen zu können.

Die wichtigste Voraussetzung ist das Erspüren des nonverbalen Verhaltens. Dazu gehören das feine Wahrnehmen der Körperlichkeit des Kindes (Hautbeschaffenheit, Temperatur, Bewegungen, Raumgefühl) und seines möglichen stimmlichen Ausdrucks.

Das innerliche Mitvollziehen der Bewegungen und Äußerungen des Kindes kann zunächst lautlos, später auch musikalisch (instrumental, vokal) durch eine entsprechende Improvisation des Therapeuten zum Ausdruck kommen. *Der Therapeut versucht, sich als «Gefäß» dem Kind zur Verfügung zu stellen, in dem er das Kind in seinem augenblicklichen Zustand auffängt.*

Den «So-Zustand» dem Kind bewußt machen

Methodisch gilt es, die wahrgenommene Bewegung des Kindes (von der Atem- bis zur ganzkörperlichen Bewegung im Raum) hör-, sicht- und spürbar zu machen. Wir versuchen, das Kind stimmungsmäßig zu erfassen und ihm ein Bewußtsein seines «So-Zustandes», seines Tuns zu vermitteln.

Der Therapeut versteht sich als «Spiegel» des Kindes und versucht, durch das Mitvollziehen, Imitieren und Begleiten, den Bewegungen und stimmlichen Äußerungen des Kindes «einen Sinn zu geben».

Zwei typische Erscheinungsbilder seien hier herausgegriffen, die uns beim Erstkontakt und am Anfang weiterer Stunden immer wieder begegnen:

1. das inaktive, scheinbar «unbewegte» Kind
2. das sich stereotyp bewegende Kind

1. Das **inaktive, scheinbar «unbewegte»** autistische Kind stellt uns vor ein besonderes Problem. Es liegt oder sitzt fast teilnahmslos da. Was bewegt dieses Kind? Womit könnten *wir* es bewegen, in Bewegung bringen, es innerlich berühren?

Das Mitvollziehen der Atmung, der Atembewegung des Kindes wird anhand dieses Beispieles dargestellt.

Sven, der schwer sehbehinderte autistische Junge, liegt oft auf den Matratzen in einer Ecke des Raumes, das Gesicht zur Wand gedreht, ohne daß eine körperliche Bewegung wahrzunehmen wäre. Viele Stunden improvisierte ich ruhige, wiegenliedähnliche Melodien auf dem Klavier, um diesen Zustand zu «begleiten» und eine Bewegung in ihm auszulösen. Er hatte sich schon einmal umgedreht und auch mit den Zehen eines Fußes einige Bewegungen zur Musik gemacht. Dann kam die Stunde, in der ich ihn genauer beobachtete: Ich bemerke die Bewegung seiner Pupillen, die aktiv in kreisenden Bewegungen zu «leben» beginnen. Diese Zeichen innerer Bewegung verebben aber immer wieder. So setze ich mich zu ihm auf den Boden, still und zunächst bar jeder Idee, womit ich ihm begegnen könnte. Ich höre schließlich seinen Atem und beginne, mich auf ihn innerlich einzustellen. Ich atme leise und vorsichtig im gleichen Rhythmus mit. Sven atmet daraufhin schneller und etwas hörbarer. Ich vollziehe diese Veränderung mit, bis er plötzlich den Atem anhält. Auch ich halte ihn an, so daß für einige Sekunden nichts zu hören ist. Sein Gesicht wird rot, mein Gesicht wird rot, bis er lachend mit der angestauten Luft herausplatzt. Völlig erstaunt muß ich natürlich mitlachen.

Kommentar
Gerade die totale Leere und Phantasielosigkeit, die sich in der Arbeit mit autistischen Kindern als Gegenübertragungsphänomen einstellen können, sind in dieser Stunde der Schlüssel zu neuen Ideen. Sie nicht durch «irgendeine» Aktivität zu überdecken, sondern sie auszuhalten und trotzdem «dazu bleiben». Der Atem, die Atembewegung, als elementares Lebenszeichen, wurde hier Anknüpfungspunkt. Die Wahrnehmung «jeder» Bewegung, wenn auch nur die der Augen, kann entscheidend sein. Die große psychische Nähe dieser «Bewegungsimitation» war mir wohl bewußt. Diese Provokation, aus der Hilflosigkeit geboren, wurde von Sven sichtlich humorvoll verarbeitet, als Spiel betrachtet, so daß seit diesem Erlebnis menschlicher Begegnung der Aufbau einer Beziehung möglich wurde.

2. Das **sich stereotyp bewegende** Kind wird durch die Stereotypien – eine immer wiederkehrende Bewegung – vor den Reizen der Umwelt abgeschirmt. Sie verhindert den Kontakt, das Herstellen einer zwischenmenschlichen Beziehung und wirkt dadurch entwicklungshemmend.

Jedes Kind entwickelt *seine* Stereotype. (Max: diagonales Laufen im Raum mit Blättern eines Buches vor dem Gesicht, trieseln mit Papierschnitzeln; Peter: trieseln mit Legosteinen; Dorit: wedeln mit Schnüren, verbunden mit Klatschen. Maria: Spiel mit Fingern vor dem Gesicht, oft in Verbindung mit ihrem Speichel).

Erst wenn ein «Reizangebot» gemacht wird, das das Kind verarbeiten kann, wird es die Stereotypie vorübergehend aufgeben. Sie kehrt aber meist zurück, sobald sich dieses spezifische Reizklima wieder verändert.

Nach unserem heutigen Verständnis des autistischen Syndroms wissen wir, daß stereotypes Verhalten die bestmögliche Antwort des Kindes auf die Umwelt darstellt. Das Kind kann die Informationen, die Reize der es umgebenden Welt nicht sinngebend verarbeiten und daher keine entsprechenden Beziehungen aufbauen. Unsere Aufgabe ist es, die Reize, die auf das Kind einströmen, so zu gestalten, daß sie für das Kind zu verarbeiten sind.

Tinbergen/Tinbergen (1984, S. 85) leiten ihr Verständnis stereotypen Verhaltens aus ihren Beobachtungen als Verhaltensforscher von Tieren ab. Sie interpretieren die Stereotypie als Folgeschäden des lange andauernden autisti-

schen Zustandes, der die «*Formalisierung von Konfliktbewegungen und andererseits das Beibehalten infantiler Verhaltensformen*» zur Folge hat.
Sie erklären das «pausenlose Drehen auf einem Fleck» als eine wiederholte Aufeinanderfolge von «Näherkommen» und von «Kehrtmachen und Weggehen» und vergleichen dies mit der Pendelbewegung von Tieren in einem ambivalenten Zustand (ebd. S. 85). Ein Symptom, das in einem Augenblick der Spannung, des Zögerns vor einem Entschluß – gewöhnlich dem Entschluß, etwas emotionell Schwieriges auszuführen – auftritt. Sich-hin- und her-Wiegen, «*Schaukeln*» wird ebenfalls als eine Folge von Intentionsbewegungen der Annäherung und Abwendung gesehen. Die Formalisierung besteht nur in der Wiederholung und der Einförmigkeit.

Bruno Bettelheim (1977, S. 213) beschreibt das Spiel mit den Fingern bei einem der autistischen Kinder als ein selbsthypnotisches, spannungsmilderndes Verhalten. Er interpretiert stereotypes Verhalten *als eine Reaktion, die ein Mensch zeigt, der mit einer unmittelbaren Gefahr konfrontiert wird, eine Reaktion des Gelähmtseins und der Flucht.* Speziell das Fingerspiel vor den eigenen Augen drücke den *Wunsch nach oraler und taktiler* (also kinästhetischer) *Stimulierung* aus sowie die schreckliche Angst, irgendeinem oralen Verlangen nachzugeben. Es handele sich um eine Stimulierung, die auch als ein magischer Schutz gegen alle Reize dient, die von außen kommen.

Bettelheims Beobachtungen gingen dahin, daß das stereotype Verhalten am krampfhaftesten dann auftrat, wenn Kontaktlosigkeit und tiefer Kummer am stärksten sind und dieser Zustand zu lindern versucht wird. Das Fingerspiel erfülle u. a. die Aufgabe, einen «Traumhintergrund» zu erzeugen, eine ichzentrierte «Wachheit», wodurch die Wahrnehmung der Realität effektiv ausgeschaltet wird (ebd. S. 218). Weitere Interpretationen dieses stereotypen Verhaltens sind, die Welt zu beeinflussen und zu manipulieren.

Georg Feuser (1985, S. 80) beschreibt Stereotypien als ein Verhalten, das autistische Kinder *zur Reduktion ihrer lebensbedrohlichen Isolation* entwickeln. Er versteht das stereotype Verhalten als ein entwicklungslogisches Ergebnis ihrer spezifischen Wahrnehmungsstörung, die darin besteht, Reize der Umwelt nicht sinngebend verarbeiten zu können.

Carl Delacato (1975, S. 64) sieht in den «*Sensorismen*» (= Wahrnehmungsstereotypien) der Kinder Symptome einer Hirnverletzung, die eine der fünf (oder mehr) Sinnesbahnen, die von der Außenwelt zum Gehirn führen, betroffen hat. Er interpretiert stereotypes Verhalten als Versuch, durch häufige, wiederholte Reizung die Sinnesbahn zu normalisieren (a. a. O., S. 55). «*Die repetitiven Sensorismen sind ein Versuch des Kindes, die gestörte Sinnesfunktion zu normalisieren*» (a. a. O., S. 74).

Der therapeutische Umgang mit stereotypem Verhalten

Da die Stereotypie für das Kind eine lebensnotwendige, kontakterhaltende Reaktion darstellt, die Schutz bietet, darf sie nicht – so störend sie ist – «weggenommen» werden. Schon die Einstellung des Therapeuten, sie als störend zu empfinden, sie wegtherapieren zu wollen, verhindert einen positiven Kontakt zum Kind. Wir müssen uns vorsichtig und mit Respekt diesem Phänomen annähern. Unsere Konzentration sollte dem ganzen Kind und nicht nur seinem «Symptom» gewidmet sein.

Stellen die stereotypen Verhaltensweisen den «bestmöglichen» Versuch autistischer Kinder dar, mit der Umwelt in Beziehung zu treten, so müssen wir diese «Sprache» auch als ihre Sprache, als ihr Angebot, sich mit uns in Verbindung zu setzen, verstehen.

Meine Vermutung ist, daß dem autistischen Kind sein stereotypes Verhalten zunächst nicht bewußt ist. Mein Eindruck ist, daß es etwas tut, aber selbst nicht weiß, was es tut.

Wie kann ich, als Therapeut, dem Kind sein Tun bewußt machen? Wie kann ich es dazu veranlassen, Beziehung zu seinen stereotypen Bewegungen aufzunehmen?

Als Arbeitshypothese betrachte ich die Stereotypie als etwas, was das Kind «kann» und nicht nur als pathologisches Symptom. Ich beginne, mich in den Rhythmus der Bewegung einzufühlen, ihn aufzunehmen, ihn zu «verspielen». Meist sind die Hände an der Stereotypie beteiligt. Wie kann man dieser immer wiederkehrenden Bewegung einen Sinn verleihen, sie zu etwas «verwenden», das Beziehung herstellt?

Das methodische Vorgehen ist durch folgende Schritte gekennzeichnet:

1. Das Respektieren der Stereotypie
2. Das innere Mitvollziehen und Begleiten der Stereotypie
3. Das Hör- und Sichtbar-machen der Stereotypie
4. Das Einbauen der Stereotypie in eine Spielform
5. Das Weiterentwickeln der Stereotypie zu einem gemeinsamen Spiel.

Ein Beispiel aus der Praxis

In der Arbeit mit Jens geht es zunächst auch um das Akzeptieren seines «So-Zustandes». Das «Bewußtmachen seines Tuns» soll ihm helfen, Kontakt herzustellen.

Jens ist ein sich ständig in Bewegung befindendes Kind. Er wirkt wach, schielt auf dem linken Auge stark, so daß man irritiert ist, wenn man seinen Blick sucht. Immer trägt er irgendwelche Sachen bei sich, die er meist wedelnd bewegt hantiert. Durch diese Tätigkeit schirmt er sich von allen äußeren Einflüssen ab.

Beobachtungen drei aufeinanderfolgender Stunden

Erstaunlicherweise hatte er gleich in der ersten Stunde auf einer Trommel gespielt und einmal Musik von der Kassette hören wollen. Ich vermute, daß er entsprechende Vorerfahrungen mitbrachte. Diese Wünsche wiederholte er bis heute aber nicht.

Er ist im Unterschied zu anderen autistischen Kindern ständig sehr intensiv mit «etwas» (und sei es dem stereotypen Wedeln von Gegenständen) beschäftigt, und er zeigt mir, ja er *bestimmt* sogar, was ich in unseren Stunden zu tun habe. Zunächst sollte ich mit dem Gesicht zur Wand oder aus dem Fenster blickend die Stunde verbringen, während er hinter mir, in aufgeregter Stimmung, seine Stereotypien vollzog. Ich begann die Geräusche, die er dabei von sich gab, mit dem Mund und meinen Händen auf der Wand bzw. dem Fensterbrett, zu imitieren. Jens reagierte mit aufgeregtem Schaukelschritt und legte immer wieder Pausen ein, auf die ich, wie ertappt, reagierte. In so einer Pause rannte ich einmal plötzlich von meinem Platz weg, einmal um ihn herum und schnell wieder zurück, brav mit dem Gesicht zur Wand gerichtet. Jens war so verblüfft über diese Aktion, daß er Spaß bekam, dies zu wiederholen. Schließlich stand *er* an der Wand, und ich übernahm seine Rolle. Hüpfend und wedelnd hinter ihm stehend, imitierte ich kurz seine Schaukelbewegung und das Wedeln, bis wir wieder die Plätze tauschten.

In einer späteren Stunde begann ich, mich mit seinen ständig in Bewegung befindlichen Händen zu beschäftigen. Wenn ich sie in die Hand nahm, packte er kräftig zu und hatte es gern, wenn man sie so fest wie möglich knetete. So erfand ich ein Lied über seine kräftigen Hände und was er alles damit tun könnte.

Die nächste Stunde wurde gefilmt, so daß hier eine genauere Schilderung möglich ist.

Jens kommt mit drei Gegenständen in die Stunde: einer großen flachen, einer kleinen bauchigen, schwarzen Tasche und einer an einer Schnur hängenden blauen Plastikdose. Er bewegt all diese Gegenstände mit seinen Händen, wedelnd, schlenkernd, mal vor seinem Körper, mal seitlich seines Körpers. Ich nehme ein herunterhängendes Band der einen Tasche in die Hand und schwinge es hin und her. Dazu singe ich mehr beiläufig:

«Mit den Händen, mit der Tasche, könn' wir spielen... mit der Tasche... huija!», da nimmt mir Jens das Band aus der Hand und geht in Richtung Tür. Ich setze mich auf die Schlitztrommel, beginne einen schnellen ostinaten Achtelrhythmus zu spielen und singe ein Lied dazu:

«Mit den Händen, mit der Tasche, kannst du spielen, kannst du spiiiiielen!»
Jens dreht sich zu mir und lächelt. Er spielt mit dem Band einer Tasche am Mund.

«Mit den Händen, mit der Trommel, mit den Händen, mit der Trommel, kannst du spiiiiielen!» (Hier bezog ich mich auf die Stunde, in der er einmal trommelte.)
Jens geht vor mir auf und ab, läßt beide Taschen fallen und hält die blaue Dose vor sich.
«Mit der Dose, mit der Dose, kannst du spiiiielen! Mit den Händen, kannst du spiiielen.»
Er wedelt mit der Dose, klemmt sie zwischen seine Beine, schaut sie an und schlenkert sie dann an dem Band hin und her.
«Was kann der Jens? Mit den Händen?
kann er spielen, kann er spielen?
Mit der Dose, mit der Tasche, kann er spielen.»
Entsprechend Jensens Tun besinge ich die Gegenstände, die er gerade in der Hand hält.

Ich setze eine Pause – und beginne wieder das Lied mit seinem Refrain: «Was kann der Jens?» zu wiederholen.

Jens trägt nun die beiden Taschen unter den rechten Arm geklemmt und wedelt die blaue Dose mit der linken Hand. Er geht dabei weiter hin und her.
Er hebt eine Kassette vom Boden auf, steht etwas unschlüssig da, führt sie zum Mund, schaut in die Kamera.
Ich besinge weiter sein Tun und werde langsamer, besinnlicher in meinem Ausdruck.
«Kannst du trommeln?», frage ich singend (in Erinnerung an die andere Stunde).

Jens schaut zu mir, geht zum Fenster. Ich löse den Text in ein «lala» auf (um ihm wieder Spielraum zu geben) und finde einen neuen Refrain: «Viele, viele, viele, viele Dinge hat der Jens, viele, viele Dinge.» Er läßt die Kassette fallen, inspiziert sie mit dem Fuß.
Abwechselnd schaut er zu mir und in die Kamera.

> «Er kann ja auch schön spielen.
> Viele Dinge kann der Jens!»

Ich improvisiere als Zwischenteil eine Melodie mit einem animierenden, ja verführerischen «lalala», die bei Jens ein Lächeln auslöst. Er spielt mit der Dose, hat den Kopf nach unten gesenkt und schmunzelt in sich hinein.
«Viele, viele, viele, viele Dinge hat der Jens: eine schöne Tasche, eine schöne Dose, eine blaue Dose und 'ne große Tasche.»
Jens hat all die Gegenstände hintereinander berührt und angesehen. Mit geheimnisvollem Unterton wiederhole ich: «. . . eine schwarze Tasche!»
Da lacht er auf.
Ich übernehme nun die Führung, singe von der Dose, die er daraufhin hochhält, von der Tasche usw. Lächelnd schaut Jens gegen die Decke, schnauft

aufgeregt und stößt einen «ahah»-Laut aus, schleudert eine der Taschen nochmals hoch und geht auf eine Wand zu. Er klatscht auf die Wand.

Nach dem Refrain singe ich: «... eine Wand zum Klatschen», wobei ich mit dem Schlegelgriff auf den Holzrand der Schlitztrommel spiele und mit einem rhythmischen Zwischenspiel sein Wandgeräusch aufnehme. Wieder folgt der Refrain.

Jens bleibt an der Wand stehen, den Blick nach unten gerichtet. Dann geht er durch den Raum, hält kurz die Hand vors Gesicht, schaut fragend in die Kamera, und ich singe:

«Was kann er noch machen? Mit den Dingen spielen!»

Er geht zum Fensterbrett und schlägt die Plastikdose darauf. Ich imitiere dieses Geräusch auf der Schlitztrommel, mache daraus eine Rhythmusimprovisation, die auf einem immer wiederkehrenden Ton erwartungsvoll endet. Jens macht weitere Geräusche mit seinen Taschen auf dem Fensterbrett. Er stößt Laute aus, die ich imitiere. Jetzt patscht er mit der Hand direkt auf das Fensterbrett und kehrt in den Raum zurück. Er schlägt die Gegenstände an die Wand, lächelt, als ich das auch besinge, klatscht schließlich mit der Hand auf die Wand (wie schon einmal in dieser Stunde), und ich singe: «Klatsche auf die Wand, klatsche auf das Fensterbrett, alles das, das kann der Jens.» Damit ist unsere Zeit um.

Kommentar

Es ist sehr direkt, ein Kind so lange mit einem kommentierenden Lied zu «verfolgen», aber ich hatte das Gefühl, daß es Jens auf eine bestimmte Art genoß, so im Mittelpunkt des Geschehens zu stehen. In dieser Situation hat das Filmen einen Einfluß. Entscheidend war, daß Jens erfuhr, daß gerade sein «So-Sein», sein stereotypes Spiel mit den Taschen und der Dose, wertvoll genug war, um daraus ein Lied zu machen. Jede Aktion, auch das Fensterbrett oder Wandgeräusch, löste etwas aus und führte uns im gemeinsamen Spiel zusammen. Seine emotionalen Reaktionen waren mimisch und stimmlich immer wieder deutlich positiv, auch wenn er zwischendurch nicht so recht wußte, was er noch machen könnte. Inzwischen kommt er ohne Taschen in die Stunden. Wir kennen uns besser, und es ist wohl nicht mehr so viel Schutz nötig. Zur Zeit bietet vor allem das Spielen auf einem riesigen Ball, auf den er mit meiner Hilfe geschickt klettert, eine gute Kontaktmöglichkeit.

Das methodische Vorgehen im weiteren Verlauf

Darstellung anhand von Beispielen

Kontakt entsteht, in dem ich

1. *Bewegungen* des Kindes in einen musikalischen Zusammenhang bringe, durch:

- Spürbarmachen der Bewegung durch Mitvollziehen
  - Sven (Schlaflied), Maria (Klanggesten)
- Sichtbarmachen der Bewegung durch Imitation
  - Max (s. Verlaufsdarstellung), Maria (Tanzlied)
- Hörbarmachen der Bewegung durch instrumentale oder vokale Begleitung
  - Peter (Körperlied), Maria (Tanzlied)

2. *Stimmlich-sprachliche Äußerungen* des Kindes in einen musikalischen Zusammenhang bringe durch

- instrumentales und vokales Mitvollziehen, Imitieren und Begleiten
  - Otto (Schaukellied), Dorit und Sven (Nonsensreime)

3. *Instrumentale Äußerungen* des Kindes durch

- instrumentales und/oder vokales Mitvollziehen, Imitieren und Begleiten aufnehme
  - Maria und Dorit (Instrumente und Instrumentallieder)

Beziehung entsteht, indem ausgehend vom Kind eine *Spielform* entwickelt wird, die durch das Verknüpfen propriozeptiver, akustischer, taktiler und visueller Reize ein koordiniertes Reizklima schafft. Die Spielform stellt durch die mögliche Wiederholung das Übungsfeld für die Entwicklung der Beziehungsfähigkeit des Kindes dar.

Die Gestaltung der Beziehung ist geprägt von der Kunst des *Ausbalancierens von Nähe und Distanz*. Dies wird in den Kommentaren nach den praktischen Beispielen methodisch erläutert.

Elementare Musik-, Bewegungs- und Sprachspiele in der therapeutischen Arbeit

Die nun folgenden Beispiele zeigen die *Entwicklung von Spielformen*. Elementare Musik-, Bewegungs- und Sprachspiele werden nach dem Modell tradierter Mutter-Kindspiele in der therapeutischen Arbeit mit autistischen Kindern angewandt, wobei ich mit dem Schlaflied als frühe musikalische Erfahrung in dieser Darstellung den Anfang mache.

Schlaflieder

Das Schlaflied, das Singen zum Schaukeln und Wiegen gehört zu den ersten Erfahrungen multisensorischer Stimulation, die meist dazu verwendet wird, das Kind zu beruhigen und in den Schlaf zu wiegen.

«Schlaf Kindchen schlaf.
Der Vater hüt' die Schaf
die Mutter schüttelt's Bäumelein,
da fällt herab ein Träumelein,
schlaf Kindchen schlaf.»

Da das Kind in der therapeutischen Arbeit nicht einschlafen soll und wird, ist auch hier der Text des Schlafliedes entsprechend der Situation zu verändern. Entscheidend sind der Rhythmus, der sowohl im ¾ (⁶⁄₈) wie im ⁴⁄₄ (²⁄₄) Takt entsprechend der Stimmung und Bewegungs-Situation gesungen wird, sowie die Lautstärke und das Timbre der Stimme.

Von Federico García Lorca, dem spanischen Poeten, lernen wir, daß im Gegensatz zu den Inhalten unserer Schlaflieder[5], die weiße und schwarze Schäfchen, Wolken und Engelein besingen, die südspanischen Kinder-Schlummerlieder von «einschneidender Schwermut» sind. Das spanische Wiegenlied wolle im Gegensatz zu anderen europäischen das Kind nicht einschläfern, sondern dessen Empfindsamkeit wecken. Die Mütter singen hier über ihre Armut, ihr Elend, aber auch über ihren Liebhaber. Sie drücken dem Kind ihre Befindlichkeit aus.

So kann es in der therapeutischen Situation auch einmal angezeigt sein, daß der Therapeut seine Gefühle, seine Gedanken zur Situation dem Kind vorsingt und dabei die Melodie eines ihm bekannten Schlaf- oder Wiegenliedes verwendet. Dabei kann es vorkommen – wie im nächsten Beispiel –, daß sich das Schlaflied in ein aktivierendes Marschlied verwandelt.

Ein Beispiel aus der Praxis

Sven, der schon in einem früheren Beispiel (Atmung, S. 102 f.) erwähnt wird, liegt, wenn man sich nicht direkt um ihn kümmert, auf Matratzen in einer Ecke des Raumes. Sein Gesicht ist fast ganz von einem Kissen verdeckt. Er lutscht wie immer, wenn er sich zurückzieht, an den zwei mittleren Fingern seiner linken Hand und hat die rechte auf einem anderen Kissen «abgelegt». Ich setze mich zu ihm auf den Boden, betrachte ihn eine Weile und beginne leise ein ihm schon bekanntes Schlaflied («Schlaf, mein Kleiner»)[6] zunächst zu summen,

---

5 Lorca, F. G.: Die Kinder-Schlummerlieder in: Lorca, F. G.: Werke in drei Bänden, 3. Band, Prosa, S. 57, Frankfurt/M. 1982
6 «Schlaf mein Kleiner», in Steirisches Liederbuch, hg. Steirisches Volksbildungswerk, Verlag f. Jugend und Volk, Wien, S. 116, aus: Russische und ukrainische Volkslieder, Baumann, H. (Hrsg.), Möseler Verlag Wolfenbüttel

dann etwas lauter ohne Text auf «lala» zu singen. Ihm zugewandt, singe ich leise und mit immer wieder eingelegten Pausen. Ich beobachte, wie sich seine Augen bewegen, das Lutschen stärker und dadurch hörbarer wird und ein Lächeln über sein Gesicht huscht. Ich komme noch näher an sein Gesicht heran und berühre vorsichtig sein Kinn. Sven schiebt mich von sich weg, überläßt mir aber seine Hand, mit der ich zu spielen beginne. Ich werfe sie ein klein wenig hoch und lasse sie so auf meine Hand fallen, daß ein Klatschgeräusch entsteht. Er entzieht sie mir wieder und legt sie auf das Kissen zurück. Dort schiebe ich meine Hand unter die seine, beginne wieder zu singen und bewege nun von unten seine Hand im Rhythmus der Schlafliedmelodie. Von Zeit zu Zeit reagiert er mit Augen- und Lutschbewegungen. Mit seinem ganzen Körper liegt er abgewandt da, «überläßt» mir jedoch seine linke Hand zum Spielen.

Ich akzentuiere den Rhythmus des Liedes und verändere so den Charakter des Schlafliedes. Es entsteht eine Art Marschlied, aktivierend und aufmunternd gedacht, wobei ich Svens Hand auf dem Kissen rhythmisch dazu bewege. Beim Refrain: «bajuschki baju» krabbele ich spielerisch über seinen Oberkörper zu seinem Kinn hoch und kitzele ihn ein wenig. Sofort reagiert Sven, räkelt sich und winkelt seinen rechten Fuß so an, daß seine Fußsohle nach oben schaut. Ich verwende sie als Resonanzfläche und spiele den Liedrhythmus mit meiner linken Hand auf seine Fußsohle. Da faßt er meine Hand an und spielt nun *selbst* den Rhythmus auf seinen Fuß. Dann hält er seine Hand gestreckt über seine Fußsohle, so daß ich zwischen ihr und der Fußsohle auf- und abspiele. Dann wieder nimmt er meine Hand fest in seine und führt sie. Am Ende des Liedes halte ich seinen Fuß zu einer gesungenen Fermate (= längeres Aushalten eines Tones) fest.

Die nächsten Wiederholungen des Liedes singe ich ganz langsam und lasse dazu meine Hand jedesmal schwer auf seine Fußsohle fallen. Sven begrenzt nun mit seiner Hand meinen Spielraum. Er faßt einzelne Finger meiner Hand an und vollzieht meine Bewegungen mit. Nun verändere ich die Rhythmik des Liedes und synkopiere die Viertel (= Verschiebung der Betonung). Dazu patsche ich einmal mit der Hand, einmal mit dem Handgelenk auf seine Sohle. Sven bleibt mit seiner Hand auf meiner liegen und vollzieht auch diese Bewegung mit. Er bewegt die Zehen seines Fußes, streckt sie nach oben, und es entsteht ein «Finger-Zehenspiel». Statt des Textes schnalze ich nun die Melodie mit der Zunge. Ich verlasse die Melodie, und eine Art geschnalztes Pferdegetrappel begleitet unser Spiel. Mit meiner noch freien linken Hand patsche ich den Grundschlag auf meinen Oberschenkel, so daß eine rhythmisch lebhafte Improvisation entsteht.

Svens linke Hand wird immer aktiver und übernimmt jetzt die Führung. Er zeigt meiner Hand, wie sie schlagen soll. Am Ende des Liedes hält er sie fest. Nach einer Pause, einem Innehalten, beginnt Sven mit meinen Fingern zu spielen und initiiert so eine Wiederholung. Mit einer selbsterfundenen Melodie besinge ich die Situation und überlasse ihm meine Hand zum Spielen.

Kommentar

Zur Förderung der Eigeninitiative des Kindes ist das Reagieren auf die kleinste Aktivität des Kindes nötig. Die vermehrten Augenbewegungen und das stärkere Lutschen sind Svens erste Reaktionen auf meinen Versuch, ihn zu erreichen.

Das Schlaflied war Sven aus früheren Stunden bekannt. Es entsprach dem daliegenden Kind und der stillen Atmosphäre, die von ihm ausging. Ich sang es *für* Sven, ohne ihn zunächst mit Forderungen zu bedrängen. Das Lied war ein Anfang. Es veränderte sich im Laufe der Stunde und paßte sich seinen Reaktionen an.

Nur wenn das autistische Kind bemerkt, daß jede eigene Aktivität, jegliche Anstrengung, sich zu äußern, eine Resonanz von außen erfährt, wird es mit seinen Bemühungen fortfahren und so sein Selbst entwickeln können. Um Sven anzuregen, veränderte ich die Rhythmik des Liedes, so daß eine Art Marschlied entstand.

Das körperliche Spürbarmachen des Liedrhythmus durch Klatschen und Patschen erfolgte ganz nach dem Nähe-Distanz-Bedürfnis des Kindes auf einem nahliegenden, ihm angenehmen Teil des Körpers. Krabbeln und Kitzeln betonten den spielerischen Charakter der Situation und sollten das Kind aus der «Reserve» locken.

In dieser Stunde vollzog sich ein Prozeß vom Bewegtwerden zum sich selbst Bewegen, vom inaktiven Daliegen zum Mitspielen. Auch wenn Sven zu «mehr» nicht imstande war, war er für eine Zeit seiner Isolation entronnen. Der entstandene Kontakt bewirkte emotionale Reaktionen (Mimik) und den Wunsch nach Wiederholung (Sven begann erneut mit meinen Fingern zu spielen).

Akustische und taktile Stimulation durch Berührung mittels Klanggesten, gestaltet durch eine Liedform, sowie die Resonanz auf jegliche Reaktion des Kindes ermöglichten diese Veränderung.

Der methodische Weg: Von der momentanen Stimmung und Körperlage des Kindes ausgehend, wird eine für es mitvollziehbare Spielform entwickelt
- *ich* spiele, singe *für* das Kind (Schlaflied)
- *ich* spiele *mit* dem Kind (Hand-Fußspiel, Klanggesten)
- *das Kind* spielt *mit mir* (Händespiel).

Wiegen- und Schaukellieder

«Mein Boot, das schaukelt hin und her,
und kommt der Wind, dann schaukelts noch mehr.»[7]
Hat das Wiegenlied schon einen aktiveren Charakter als das Schlaflied, so begleitet das Schaukellied eine noch aktivere Bewegung. Der Schritt vom Geschaukeltwerden zum späteren sich selbst Anschwung geben ist für das Kind eine entscheidende Selbsterfahrung. Die Körpererfahrung des Geschaukeltwerdens, die pränatal passiv erlebt wurde, wird später vom Kind selbst initiiert. Auch Erwachsene gehen auf den Rummelplatz und schaukeln oder setzen sich auf die kleinen Wippen, wenn sie ihren Kindern am Spielplatz zuschauen. Viele autistische Kinder schaukeln und kommen aus dieser Bewegung gar nicht mehr heraus, sie wird zur Stereotypie. Das immer wiederkehrende Körpergefühl, der Wind, der dabei ums Gesicht streicht, vielleicht das Geräusch, das die Schaukel bei jedem Schwung von sich gibt, sind «sichere» Stimuli, die sich ständig wiederholen.

Ein Beispiel aus der Praxis
(Videoprotokoll)

Nachdem ich bei Otto mehrere Stunden damit verbracht hatte, eine Atmosphäre zu schaffen, die sein Tun «begleitete», seine stimmlichen Äußerungen aufnahm, seine Bewegungen besang, war ein gewisses «Einander-Gewahrwerden» spürbar. Eine direkte emotionale Reaktion entstand aber erst in der folgenden Stunde.
Wir entdeckten, daß Otto gerne in der Hängematte geschaukelt werden wollte. Wie konnte man diese Vorliebe für das Entstehen eines Kontaktes nützen?
Seine Lieblingserzieherin Monika kommt mit in die Stunde, und ich beginne das Schaukeln singend mit einem Schaukellied («Mein Boot, das schaukelt hin und her») und begleite dies instrumental auf Metallklangstäben. Otto liegt mit dem Gesicht nach unten in der Hängematte. Monika gibt ihm, ohne ihn zu berühren, Anschwung, mal stärker, mal schwächer. Entsprechend begleite ich die Bewegung musikalisch: zuerst mit Text, dann nur summend – und wieder nur instrumental, Otto reibt sich die Augen, dreht sich auf den Rücken und macht mit einer Hand eine seiner bizarren Bewegungen, die er vorübergehend mit den Augen verfolgt. Er wendet sich der Erzieherin zu, faßt ihre Hand an, so daß der Anschwung jetzt auf diese Weise entsteht: heranziehen-wegstoßen, heranziehen-wegstoßen. Jetzt gibt er ihr auch die andere Hand. Otto gibt dabei unverständliche gesprochene Laute von sich, dann ein langgezogenes «ti». Da sich beide an den Händen halten, ist der Anschwung kleiner, die

7 Böke, B.: Lernspiele 2, Fidula 1974

Atmosphäre intimer. Entsprechend ist meine Begleitung leiser und nur instrumental. Ich improvisiere eine Variation des Bootsliedes von vorhin. Otto gibt gesprochene Laute von sich und dreht sich zurück auf den Rücken. Monika setzt die Hängematte mit kräftigerem Anschwung in Bewegung, meine Begleitung ertönt lauter. Otto setzt sich in der Matte auf, hält sich rechts und links an ihr fest. Ich spiele als Höhepunkt dieser Phase eine schnelle, fast tremolo-artige 32stel Passage, auf die Otto mit lauten Glucksern und folgenden Sprachsilben reagiert: «giga-haijy-ua-eia-eiga». Er spricht sie mit lachender Miene. Ich wiederhole die Melodie (in einer Achtel Bewegung), steigere das Tempo zu einem Tremolo (32stel) und kehre wieder zur Anfangsmelodie zurück.

Dazu imitiere und umspiele ich seine stimmlichen Äußerungen: «eia-timtala-dei-ribadabei-eigala-nagaladei-gigaladu» (usw.)... spiele, singe dazu, spiele wieder. Otto wendet seinen Blick Monika zu, dreht sich weg, wendet sich ihr noch einmal zu, horcht, spielt mit einer Hand an seinem Mund, setzt sich auf und nimmt bewußt zum ersten Mal die Kamera wahr. Erstaunt wendet er sich ab und gibt Monika wieder eine Hand. Mit einem deutlichen «dai-daij» legt er sich zurück in die Matte. Ich nehme diese Silben auf und beginne eine schwungvolle Improvisation darüber, deren Text abwechselnd aus Nonsenssilben und einem konkreten Ansingen Ottos besteht: «Hallo Otto, hallo Otto, sing mit uns»!

Er singt auf «Hai-haij»-Silben mit. Ich gebe ihm nun von der anderen Seite Anschwung und singe weiter. Das genießt er lauschend und verstärkt lautierend diese kräftige Bewegung. Wir unterhalten uns dabei. Otto: «a-bei-a-eija», Ich: «eije-digedigibei».

Kommentar

Das «Benutzen» der vom Kind aus gewünschten Bewegung, um Kontakt und zwischenmenschliche Erfahrung zu ermöglichen, wird in diesem Beispiel deutlich. Wenn ein Kind gerne in einer Hängematte oder im Hängesitz geschaukelt werden möchte, so sollten wir dies therapeutisch nutzen, d.h. die zur Stereotypie neigende Bewegung weiterentwickeln.

Auch hier gilt wieder, nicht gleich Forderungen an das Kind zu stellen, sondern erst eine Atmosphäre zu schaffen, die eine zwischenmenschliche Erfahrung als Grundlage der Eigenaktivität des Kindes möglich macht. Das Ausbalancieren von Nähe und Distanz ist anhand dieses Beispiels gut analysierbar. Ein gesungener Text, ein allgemein bekanntes, tradiertes Lied ist, wenn es laut gesungen wird, ein distanzierteres Angebot als eine improvisierte, leise gesummte Melodie. Die instrumental begleitete Schaukelbewegung erzeugt eine andere Atmosphäre als eine mit der Stimme begleitete Bewegung. Das körperliche Anfassen beim Anschwung erzeugt natürlich mehr

Nähe als das Anschaukeln der Matte. All diese «Details» sind m. E. ganz entscheidend für die Entwicklung des Kontaktes zum Kind. Je feinfühliger wir reagieren, desto besser wird sich das Kind verstanden fühlen.

Das vermehrte Lautieren ist gut zu beobachten. Wie schon in anderen Beispielen beschrieben, aktiviert das körperliche Bewegtwerden die sprachlich-stimmlichen Äußerungen. Das Aufnehmen, Imitieren und Umspielen derselben soll dem Kind ein Bewußtsein seiner Äußerungen ermöglichen. Entscheidend ist der spielerische Kontakt zu Lauten.

Die Voraussetzung für die Motivation jeglicher Sprachentwicklung ist nicht das Erlernen von Worten, sondern die Freude am Lautieren. Der Therapeut muß versuchen, auch die leisesten Laute wahr- und ernstzunehmen, um sie als wertvolles Material für ein gemeinsames Spiel verwenden zu können. Nicht immer das direkte Imitieren, sondern das Umspielen der Äußerungen ist zu Beginn wichtig. Die direkte Imitation ist dem autistischen Kind oft zu nah, und es kann daraufhin womöglich zunächst wieder verstummen.

Ein weiteres Beispiel der Wiege- und Schaukelerfahrung:

Das Getragen- und Bewegtwerden
(Videoprotokoll)

Dorit sitzt am Boden, mit der rechten Hand beklopft sie die Wand, mit der linken wedelt sie schnell und ununterbrochen eine Schnur gegen ihren leicht geöffneten Mund. Ihr Blick geht ungerichtet in die Ferne. Die Rhythmik der Hände ist nicht koordiniert. Sie stößt einige Laute aus, Vokale wie «oh» und «ah». Als Fritz, ein Mitarbeiter, sie hochnimmt, huscht Freude über ihr Gesicht, sie lautiert gleich mehrmals hintereinander. Da Dorit natürlich schwer zu tragen ist, beginnt Fritz mit langsamen Schritten mit ihr auf dem Arm zu «tanzen». Ich begleite auf der großen Schlitztrommel und singe dazu: «höja, höja, heja, hei».

Ich begleite genau den Rhythmus seines Ganges und dieser überträgt sich auf Dorit. Sie umschlingt mit beiden Händen seinen Hals, schlägt nun mit der rechten Hand auf seinen Rücken (statt der Wand) und versucht, mit der linken das Wedeln des Bandes gegen ihren Mund fortzusetzen. Fritzens Kopf ist dazwischen, so daß sie nicht so richtig bis zu ihrem Mund kommt. Nach dieser ersten Phase setzt sich Fritz mit Dorit auf dem Schoß zu mir auf die Schlitztrommel. Er bewegt das Mädchen kräftig auf und ab, begleitet von meiner improvisierten Stimm- und Trommelmusik. Ich singe laut und akzentuiere die Auf- und Abbewegung. Dorit lehnt sich zurück, löst ihre Umarmung, lächelt und schlägt sich nun mit einer Hand auf ihren Oberschenkel, mit der anderen wedelt sie weiter das Band gegen ihren Mund. Wieder nimmt Fritz sie hoch, ich verlangsame den Rhythmus, und er reagiert mit schweren Schritten von einem auf das andere Bein. Dorits Hände nehmen nun hinter Fritzens Rücken zueinander Kontakt auf. Sie berührt mit der rechten Hand die linke mit dem Band. Ihr Blick, lächelnd zur Kamera gewandt, ist klar und gerichtet. Mit gesenktem Haupt wandert er an Fritzens Gesicht vorbei und dreht sich dann zu mir in Richtung Schlitztrommel, auf der ich immer noch spiele. Dorit ist ruhiger geworden, ihre Bewegungen haben sich verlangsamt, sie löst kurz ihre Umarmung und «wirft» sich mit einem «eh» wieder Fritz in die Arme. Er reagiert mit einem lauten «ah» (sicher auch, weil sie so schwer ist). Dorit antwortet ebenso mit einem «ah». Fritz reagiert mit «eh», sie mit «ah». Dazu wirft Fritz sie zweimal hoch, soweit es ihr Gewicht erlaubt, und fängt sie wieder auf. «Höja, heja, hah, ah…», singe ich und verstärke die Laute der beiden. Dorit strahlt, sie hält sich beim Hochwerfen an Fritzens Körper fest, so daß keine stereotype Bewegung mehr möglich ist. Der Begleitrhythmus des Hochwerfens ist langsamer als der des Gehrhythmus, den Fritz nun wieder aufnimmt.

Auf mein Tremolo zum Schluß reagiert Fritz, indem er Dorit schüttelt. Aufmerksam läßt sie diese Bewegung mit sich geschehen, sichtlich ein neues «Gefühl» für sie. «Ach, Dorit, ich kann nicht mehr», stöhnt Fritz laut. Sie lehnt sich nochmals dicht an ihn und stößt einen Laut («eh») aus. Fritz imitiert ihn wieder, und so unterhalten sie sich: fünf Mal geht das «eh» hin und her! Wieder wandert Dorits Blick zur Kamera. Dann läßt Fritz sie langsam auf den Boden gleiten. Sie verläßt zufrieden den Raum.

Kommentar

Wie wir schon bei Max beobachten konnten, verändert das «Bewegt-werden» das stereotype, selbststimulierende Verhalten. Bei einer so stark ausgeprägten Stereotypie wie sie Artisten aufweisen, muß die Stimulation von «außen» durch das Anfassen des Kindes (taktiler Reiz), das sich Bewegen mit ihm (proprioceptiver Reiz), dazu das Singen und Spielen (akustischer Reiz) entsprechend stark sein.

Die musikalische Begleitung war improvisiert und genau mit der jeweiligen Bewegung koordiniert.

Die stimmlichen Äußerungen, das kurze Gespräch zwischen Dorit und Fritz, der Blick in die Kamera zeugen deutlich vom entstandenen Kontakt. Es fällt auf, daß der Blick in die Kamera immer dann erfolgt, wenn ein Kontakt spürbar war – als wenn sich Dorit genau in diesem Augenblick der Anwesenheit einer dritten Person bewußt würde.

Beim Tragen und Bewegen des Kindes spielt die Balance von Nähe und Distanz eine wichtige Rolle. Das sollte sowohl im taktilen wie im akustischen und interpersonellen Bereich immer beachtet werden. Verträgt das Kind zunächst überhaupt keine körperliche Berührung, so wird man Hängematten, Trampolin, einen Kegel oder andere bewegungsauslösende Geräte einsetzen.

Ist die körperliche Nähe, die durch das Halten auf dem Arm entsteht, zu direkt für das Kind, kann man es auch mit dem Rücken zugewandt tragen (vgl. Max), so daß jeder Blickkontakt zunächst vermieden wird.

Sollte das singende Begleiten dem Ohr des Kindes zu «nahe» sein, ist eine von «außen» kommende instrumentale Improvisation oder Musik von der Kassette ein distanzierteres Angebot. Es wäre gut, Stücke mit unterschiedlichen Tempi und Charakteren zu wählen, um Bewegung, Schritt und Haltung immer wieder variieren zu können. Ziel ist es, aus dem Tragen und Bewegen ein Tanzen zu machen.

Die «direkteste» intimste Begleitung ist die einfache improvisierte Melodie, vielleicht nur aus zwei, drei Tönen bestehend. Auch ein Tanz- oder Schaukellied, das einem aus der eigenen Kindheit vielleicht noch vertraut ist, kann etwas bewirken, und kommt der Name des Kindes darin vor, so stellt dies eine noch innigere Beziehung her.

Tanzlieder

Jeder kennt das Lied:

«Brüderchen, komm tanz mit mir,
beide Hände reich ich dir.
Einmal hin, einmal her,
rundherum das ist nicht schwer».

Der Text gibt vor, wie man sich dazu bewegen soll, sagt, was man zu tun hat. Wie beim Körper- und Gebärdenlied sowie dem Fingerspiellied werden das Hören, das Spüren und das Sehen bei dieser Spielform miteinander koordiniert. Hier bereitet die interpersonelle Situation, das gemeinsame Tanzen, die Möglichkeit des Kontakts.

Tanzlieder fordern zur rhythmischen Bewegung auf. Sie können mit oder ohne Begleitung gesungen und zu therapeutischen Zwecken mit neuem Text versehen werden. Die improvisierten Zwischenteile ermöglichen es, die situative Stimmung, seine Haltung und die Bewegung des Kindes einzufangen, um schließlich wieder zum «distanzierteren» tradierten Lied zurückzukehren.

Ein Beispiel aus der Praxis
(Videoprotokoll)

Maria sitzt im Schneidersitz, leicht hin- und herschaukelnd auf einer Matte. Ihre Haare hängen so tief ins Gesicht, daß man ihre Augen schwer ausmachen kann.

Ich sitze auf der großen Schlitztrommel in der anderen Ecke des Raumes und beginne einen einfachen Ostinato, einem Herzschlag ähnlich, zu spielen.

Nach diesem Vorspiel singe ich – angeregt durch das leichte Schaukeln von Marias Oberkörper – die Melodie des Liedes «Tanz, Mädchen, tanz»[8], zunächst ohne Text.

Maria nimmt für Sekunden den Daumen aus dem Mund, begleitet von einer mimischen Reaktion – ein Lächeln wäre zuviel gesagt – es huscht etwas über ihr Gesicht, und ihr Schaukeln verstärkt sich.

Ich variiere das Lied (in Moll) und nähere mich auf diese Weise vorsichtig rhythmisch ihrer Schaukelbewegung an. Wieder singe ich das Lied mit seiner Originalmelodie und nehme jede Schwankung ihrer Bewegungen auf. Kurz wandert Marias Blick in Richtung Kamera, dann wieder zu mir zurück. Ihre Bewegung ist mit meiner Begleitung genau synchron. Wir beenden das Lied gemeinsam: Maria hält in ihrem Schaukeln inne, ich höre auf zu spielen und zu singen. Es entsteht eine Pause.

Nun ist es Maria, die zu schaukeln beginnt, etwas bewußter, entschiedener als vorhin. Wieder singe ich einen improvisierten Zwischenteil und kehre zum Tanzlied zurück. Diesmal beende ich das Spiel. Maria reagiert mit einem Lächeln – trotz des Daumens im Mund ist es zu sehen – nimmt ihn dann etwas heraus und steckt ihn schnell wieder hinein. Ihr Blick ist fast schelmisch, listig.

Erinnernd an eine der letzten Stunden, in der Maria durch den Raum ging und ich sie singend begleitete, improvisierte ich folgenden einfachen Text zu ihrer Schaukelbewegung:

«Maria tanzt so wunderschön, ja, ja, ja
Sie tanzt ja durch das ganze Zimmer, ja, ja, ja
Maria tanzt so wunderschön, sie tanzt
sie tanzt ja durch das ganze Zimmer, ja, ja, ja.
ja, ja, ja – ja, la, la.»

Maria schaukelt dazu mit ernster Miene.

Ich ändere spontan die Stimmung, indem ich zum Originallied zurückkehre und meinen Blick meinem eigenen Spiel zuwende. Nur beim Nachtanz «oh, oh» schaue ich Maria wieder an und lasse meine Begleitung in ihren Bewegungsrhythmus «rutschen». Dies wiederhole ich dreimal. Maria ist mir in ihrer Haltung aufmerksam zugewandt.

«Tanz, Maria, tanz», ich baue nun ihren Namen ein und mache beim nächsten Mal eine Pause vor ihrem Namen, um es «spannender» zu machen.

Wieder verzieht sie ihren linken Mundwinkel zu einem kurzen Lächeln.

Nun setze ich mich direkt zu Maria auf den Boden und bewege, während ich weiter das Tanzlied singe, ihr linkes Bein so, daß es im Rhythmus auf den

---

8 Liedfassung von Orff, C./Keetmann, G. in: Orff-Schulwerk «Musik für Kinder», Bd. 2, S. 24, Schott, Mainz 1952
Tanzgestaltung von Haselbach, B.: «Tanzerziehung», Klett, S. 192, Stuttgart 1971

Boden aufkommt. Beim Nachtanz lasse ich das Bein los, worauf es Maria wieder näher zu sich zieht und patsche abwechselnd mit meiner Hand auf den Boden und ihr Knie. Am Ende behalte ich bewußt ihr Knie in meiner Hand und akzentuiere entsprechend den letzten Ton. Sie läßt dies aufmerksam geschehen und hört zu schaukeln auf.

Kurz nimmt sie den Daumen aus dem Mund und beginnt, wieder zu schaukeln. Ohne sie zu berühren, nehme ich ihre Schaukelbewegung auf und bewege mich spiegelbildlich. Den Nachtanz begleite ich durch Patschen auf Boden und Marias Knie, worauf sie ihr Schaukeln wieder einstellt. Ich habe einen spielerischen Ton beim «lala» des Nachtanzes, ich singe ihn kurz und kess, den zweiten Teil, das «ohoh» dagegen mit bedauerndem Tonfall. Ich spiele die rhythmische Begleitung synkopisch auf ihre Knie und berühre dabei ihre Hand. Marias Gesicht hellt sich wieder auf. Ein Blick zur Kamera folgt und wandert wieder zu mir. Beim letzten «Oh» nimmt Maria den Daumen aus dem Mund, um mit dieser Hand meine Hand anzufassen. Sie legt sie entschieden auf ihr linkes Knie und initiiert eine Wiederholung.

Kommentar

Das Tanzlied war mir schon in vorangegangenen Stunden durch Marias Gang eingefallen, der trotz seiner Steifheit etwas Tänzerisches hat. Ihr Schaukeln begleitend, nähere ich mich ihr vorsichtig. Kontakt entsteht durch Besingen ihres Namens, durch die Imitation ihrer Schaukelbewegung und durch das Berühren mit Klanggesten, wobei das Lied die notwendige Distanz schafft. Das Spielen mit dem Ausdruck in meiner Stimme unterstreicht den spielerischen Charakter, appelliert an ihren Humor. Die Pausen geben ihr die Möglichkeit, Wiederholung selbst zu initiieren.

Klatschspiele

Ein mir aus meiner Kindheit im Dialekt bekanntes Spiel:
«Patsch Handi zam, patsch Handi zam,
was wird der Papa bringen?
Schön Schucherle, mit Schnallerle,
da wird die (der) . . . (Name des Kindes) springen»

Es wird gespielt, indem man in eine Hand des Kindes hineinpatscht und am Ende des Verses beide Hände hoch in die Luft hebt.

Es ist ähnlich dem bekannten Handspiel:
«Da hast 'nen Taler,
Geh auf den Markt,
Kauf dir 'ne Kuh,

Kälbchen dazu.
Das Kälbchen hat ein Schwänzchen,
Dideldieltänzchen.»[9]

Zuerst wird die Handfläche des Kindes gestreichelt, zum Schluß gekitzelt. Der große Reiz dieser Spiele liegt in der spannenden Steigerung bis zur letzten Zeile und in der besonderen Schlußbewegung. Die taktile Stimulierung (patschen, streicheln) ist mit der akustischen (lebendig gesungen, gesprochen) und der visuellen (der Blick ist auf die Hände gerichtet) verbunden.

Ein Beispiel aus der Praxis:
(Videoprotokoll)
Fortsetzung der zuvor geschilderten Stunde

Aus der Berührung unserer Hände entwickelt sich ein Klatschspiel.
Ich klatsche auf Marias Handrücken, den sie plötzlich umdreht, so daß unsere Handflächen aneinanderklatschen. Sie hebt ihre Hand immer höher, ich folge ihr, bis unsere Hände sich gestreckt zu verlieren drohen, da faßt Maria meine Fingerspitzen an und führt meine Hand wieder auf ihr Knie zurück. Ich patsche nun auf ihr Knie, sie legt ihre Hand auf meine und vollzieht diese Bewegung mit. Zum wiederholt gesungenen Lied beziehe ich nacheinander den Boden, meine und Marias Oberschenkel in die Klanggestenbegleitung mit ein: Doppel- und Wechselschlag auf meine Knie, auf ihre Knie, eine Hand auf meinem, die andere auf ihrem Bein. Mit ihren Augen begleitet Maria all diese Bewegungen. Beim Nachtanz verlangsame ich das Tempo, berühre ihre Beine länger und deutlicher, ihre Hand rutscht dabei unter meine. Sie nimmt darauf meine Hände in ihre Hände und führt sie zum Gegeneinanderklatschen zusammen. Auch diesen Vorgang verfolgt sie genau mit ihren Augen. Ich klatsche so mit ihrer Hilfe einmal, sie zieht ihre Hände zurück, ich klatsche alleine nochmals und halte dann die Hände wie «versteinert», aber klatschbereit still in der Luft und halte auch im Singen inne. Maria schaut auf, nimmt meine Hände und führt sie zur letzten Liedzeile noch einmal zusammen.
Durch dieses Händespiel fällt mir das alte Klatschspiel: «Patsch' Handi ‹zam›» aus meiner Kindheit ein, und ich spiele es, indem ich meine Hand mit Marias linker Hand zusammenführe. Dann halte ich ihr meine Hand hin, sie auffordernd, dasselbe zu tun. Sie zieht es vor, statt mit ihrer Hand in meine Hand, meine Hände gegeneinander zu klatschen. Immer wieder (9 ×) klatscht sie meine Hände zusammen, während ich das «Patsch' Handi-Lied» dazu singe. Wieder ein verstohlener Blick in die Kamera.
Als weiteres Klatschlied fällt mir «Backe, backe Kuchen» ein. Maria lächelt (vielleicht kennt sie das Lied?). Bei «wer will guten Kuchen...», zieht sie ihre

---

9 aus: Simrock, K. (Hg.): Kinderlieder, Borowsky, Wels

Hände zurück, ich klatsche weiter und halte wieder inne – Maria nimmt meine Hände und führt sie wieder zusammen. Bei «Schieb, schieb in Ofen 'nein» fasse ich ihren Oberkörper an und bewege ihn vorsichtig vor und zurück. Maria schüttelt diese Berührung ab.

Gemeinsame Pause: Dann halte ich ihr meine Hände mit geöffneten Handflächen hin. Maria schaut sie an, ich drehe meine Hände um und betrachte meine Handrücken. Nun lasse ich meine Hände mit den Handflächen nach oben auf meine Knie sinken. Maria schaut erst auf die Hände, dann zu mir hoch, in mein Gesicht.

Kommentar

Von der auch räumlich distanzierteren instrumentalen Begleitung führt ein *Klatschspiel* zur direkten körperlichen Berührung. Der Weg vom gegenseitigen Gewahrwerden, dem ersten Kontakt bis hin zur zwischenmenschlichen Begegnung, kann auch hier nachvollzogen werden. Typisch für das kontaktgestörte Kind ist das Vermeiden des «Sich-selbst-in-die-Hände-Klatschens» (s. Klanggesten als körperliche Stimulation, S. 50).

Fingerspiele und Handgeschichten

Beim Beobachten unseres Händespiels im oben beschriebenen Beispiel vollzieht Maria eine frühe Entwicklungsstufe nach. Die Hand-Augen-Koordination entwickelt sich beim gesunden Kind in den ersten Lebensmonaten.[10]
Das Bewußtsein «das ist *meine* Hand, sind *meine* Finger, *meine* Zehen» muß sich erst entwickeln. Ebenso die Erfahrung: «*Ich* bin es, der diese Teile meines Körpers bewegt».

«Wie das Fähnchen auf dem Turm
sich kann drehn bei Wind und Sturm,
so muß sich mein Händchen drehn,
ist ganz lustig anzusehn.»

Dieses klassische Fingerspiel von Friedrich Fröbel wird mit einer erhobenen senkrecht abgewinkelten Hand (als Fähnchen) und dem emporgestreckten Daumen (als Verlängerung der Fahnenstange) gespielt. Die Hand bewegt sich im Rhythmus des Liedes.

«Das ist der Daumen, der schüttelt die Pflaumen», «zehn kleine Zappelmänner» oder das Fingerspiellied «Mein Daumen, der heißt Fridolin» und viele

---

10 Herzka, H. S. dokumentiert diese Erfahrung mit eindrucksvollen Fotos eines 11½ Wochen alten Kindes in: Gesicht und Sprache des Säuglings, Schwabe, S. 56, Basel 1979

weitere Fingerspiele sind geeignet, um an das Fingerspiel autistischer Kinder anzuknüpfen, es in einen spielerischen Zusammenhang zu bringen.

Ein Beispiel aus der Praxis

Maria sitzt gerne im Hängesitz. Ist sie sich selbst überlassen, spielt sie oft mit ihren Fingern und ihrem Speichel. Seitlich, gerade noch in ihrem Gesichtfeld, bewegt sie die Finger einer Hand abwechselnd auf und ab, hin und her und holt sich von Zeit zu Zeit Speichel aus dem Mund, der ihre Finger «verbindet». Ich setze mich Maria gegenüber und unterstütze zunächst ihre Schaukelbewegung durch einen leichten Anschwung des Hängesitzes. Mit einer Hand begleite ich diese Bewegung durch ein Glissando auf einem Xylophon entsprechend ihrer Vor- und Rückbewegung. Maria spielt weiter ihr Fingerspiel. Ich lasse die Schaukelbewegung ausklingen und beginne ihr Fingerspiel zu imitieren. Dazu fällt mir ein Lied ein, in dem die beiden Daumen miteinander spielen:

«Ein Daumen, der heißt Fridolin,
der andere heißt Hans.
Der Hans sagt zu dem Fridolin:
«Wir machen einen Tanz!»
So tanzen sie,
So tanzen sie,
so tanzen sie vorm Haus.
Und wenn die beiden müde sind
dann ruhen sie sich aus.»[11]

Bei der letzten Zeile verschwinden die Daumen in die Fäuste – weg sind sie und was nun?

Maria versucht mit einer Hand, eine meiner Fäuste zu öffnen, um den Daumen wieder zum Vorschein zu bringen. «Da ist er», und so wiederhole ich das Lied.

Maria hält sich nun mit ihren Händen am Hängesitz fest, und ich gebe ihr direkt an den Knien Anschwung, während ich das Daumenlied noch ein paarmal wiederhole. Immer gibt sie den Anstoß zur Wiederholung. Ich verlängere diesen Kontakt, indem ich meine Daumen nur langsam aus ihrem «Haus» (den Fäusten) heraushole.

Kommentar

Das Imitieren ihres stereotypen Fingerspiels darf nur mit Respekt und Vorsicht geschehen. So ist das Lied eine erste Distanzierungsform, die Form mit ihrem «Versteckspiel» ein guter Wiederholungsmotor. Auch wenn Maria

---

11 Melodie: Lotz, I., Text: Krenzer R.

nicht selbst dieses Spiel mit ihren Fingern spielt, so profitiert sie doch beim Mitvollziehen des Spieles und nimmt Kontakt zu meinen Händen auf. Ich konnte dieses Spiel noch oft in anderen Stunden wiederholen, und sie zeigte mir durch ein Lächeln, daß sie sich sehr wohl daran erinnerte.

Koselieder und Ammenscherze

«Berührt zu werden», ist die entscheidende Erfahrung in früher Kindheit. Vieles, was wir im späteren Leben im übertragenen Sinn brauchen, ist in den ersten Monaten unseres Lebens von konkreter Notwendigkeit. Körperlich berührt zu werden führt zum «Erfassen» unseres eigenen Körpers, zur Entwicklung unseres «Körper-Ichs», der Grundlage unseres «Selbstgefühls».

«Kinne Wippchen,
Rot Lippchen,
Nuppelnäschen,
Augenbrämchen,
Zupp, zupp, Härchen.»[12]

Koselieder oder **Ammenscherze** werden diese Verse genannt. Sie werden meist am Wickeltisch oder nach dem Baden mit dem Kind gespielt. Das Kind muß noch nichts «können». Es läßt die Berührung der angesprochenen Körperteile geschehen und wird unsere Hände und unser Gesicht beim Spiel neugierig verfolgen.

In der Arbeit mit autistischen Kindern ist gerade die «geformte», durch den Vers gebundene Berührung von Vorteil. Wie bei den Klanggesten schon besprochen, ist die Berührung dadurch zeitlich begrenzt und durch den spielerischen Charakter trotz der körperlichen Nähe «distanziert».

Ein Beispiel aus der Praxis
(Videoprotokoll)

Otto setzt sich gleich in die Hängematte, als er in den Raum kommt. Er hält sich das kleine Kissen vors Gesicht und sagt gut verständlich: «schaukeln!» Ich frage: «Will Otto schaukeln?»
Er holt sich ein noch größeres, rotes Kissen und legt sich wieder in die Matte. Ich singe: «Hin- und her, hin und her», während die Schnur, die von der Hängematte herunterhängt, über die Saiten des am Boden liegenden Monochords streicht. Eine gute Begleitung!
Da Otto sich weiter unter dem Kissen versteckt, singe ich: «Wo ist der Otto?»

---

12 Simrock, K. (Hrsg.): Kinderlieder, Borokowsky, Wels

und halte meine Hand suchend über das Kissen. Mit in die Ferne gerichtetem Blick suche ich weiter nach Ottos Hand.

Otto lugt hinter dem Kissen hervor und erfaßt meine Hand.

Ich (überrascht und erfreut): «Ah, da ist der Otto! Da ist er!»

Er lautiert mit «Ah-da,ah!» und streckt mir seinen Fuß entgegen.

Wieder versteckt er sich hinter dem Kissen.

Ich (mit bedauerndem Tonfall): «Oh, der Otto ist weg, weg ist der Otto, wo ist der Otto?» und verlangsame den Anschwung.

Otto reagiert unter dem Kissen hervorschauend: «schaukeln!»

Ich setze meine Suche fort: «Wo ist der Otto?»

Wieder faßt er meine Hand, und ich freue mich, ihn gefunden zu haben.

Schaukeln, schaukeln. Ich singe dazu ein bekanntes Lied «Alle Vögel hocken hier und schaukeln»[13].

Otto genießt lachend diese Situation, seine rechte Hand schleift entspannt auf der Matte mit. Er lautiert: «gaga-ah...», ich setze das Lied auf «lala» fort.

Er setzt sich auf, nimmt meine Hand, zieht sie zu sich heran und vergräbt sein Gesicht darunter. Ich schaukle weiter und singe.

«Das ist dein Kopf, das ist dein Ohr.»

Otto drückt meine Hand ganz fest an sein Ohr und lautiert: «tja, da da da.»

Ich kitzele ihn am Ohr und beginne ein Fingerspiel:

«Kommt eine Maus,
sucht ein Haus,
wo wird sie rasten?
im Killekillekasten.»

Meine Finger stellen die Maus dar und krabbeln über Ottos Arm zu seinem Ohr.

Otto fixiert genau meine Finger und lacht, als sie bei seinem Ohr gelandet sind. Mit einer Hand krabbelt er nun auf seinem eigenen Arm und möchte eine Wiederholung.

Ich setze mit tiefer Stimme fort:

«Und dann kommt ein Wolf», wobei ich meine Finger gefährlich auseinanderspreize.

«Wo will er rasten?» und mit strengem Tonfall:

«Im Mäusekasten!!!»

Otto lautiert wieder «dai-da» und zeigt durch seine Krabbelbewegung seinen Wunsch nach Wiederholung an.

Mit entsprechend flatternden Fingern stelle ich die nächste Strophe dar:

«Und da kommt ein Vogel
und der will auch hier rasten
im Killekillekasten.»

---

13 Jehn, M. u. W.: 28 Kinderspiele aus aller Welt, eres 2303, S. 4, Lilienthal 1979

Otto grunzt und lautiert genüßlich.

Ich lasse meine Hand an seinem Ohr liegen.

«Am Ohr, am Ohr, ist die Hand an Ottos Ohr», beschreibe ich die Situation.

Otto: «Giga-tschia»

Ich: «Tschia, tschtschia.»

Otto vergräbt sicher wieder hinter seinem Kissen.

Ich: «tralala, tschikau»

Otto: «ah, ah, ah.»

Ich beginne nochmals mit der Mäusestrophe und suche unter dem Kissen Ottos Ohr «zum Rasten».

Nun beginne ich auf Metallophonstäben zu spielen. Otto nimmt mir den Schlegel aus der Hand und wirft einen Klangstab damit um. Er zieht sich wieder zurück.

Ich: «Ah, Otto schläft, Otto geht jetzt schlafen», und beginne ganz leise wieder das Mäusespiel.

Otto fixiert mit großer Spannung meine herannahenden Finger.

Gleich setze ich mit einer neuen Strophe fort:

«Kommt die Schlange
die sucht ein Haus.
Wo will sie rasten?
Im Mäusekasten.»

(Dazu mache ich mit dem Finger eine entsprechend schlängelnde Bewegung).

«Dann kommt der Wolf.»

(Otto streckt mir seine Hand nun entgegen, damit der Wolf auch «richtig» kommen kann.)

«Und dann kommt das Vögelchen» (mit entsprechender Bewegung meiner Finger).

Wieder streckt mir Otto seine Hand entgegen.

«Tapp, tapp, tapp kommt es ins Haus
da will es rasten, im Mäusekasten.»

Otto hält meine Hand fest und lautiert: «Eh, tscheh, ejah» und zeigt das Krabbeln auf seiner Hand.

Ich: «Nochmal?»

Otto: «Nochmal!»

Und wieder kommt die Maus, diesmal verfolgt Otto langsam und ganz aufmerksam das Spiel. Die Schlange, der Wolf, das Vögelchen, pickpick krabbelt es hoch.

Otto hält die Hand fest, wird plötzlich ernst, steigt aus der Matte aus, nimmt seine Schuhe, die er vorher ausgezogen hatte und verläßt den Raum.

Kommentar

Eindeutig liebt Otto diese Art von Spiel: Das Geschaukelt-, Berührt-, Gekitzelt-werden, dazu eine spannende Geschichte, die er mit seinen Augen beobachten kann. Er initiiert die oftmalige Wiederholung, die durch kleine Varianten nie langweilig wird. Sein Gesicht, sein Körper sind völlig entspannt, keiner, der ihn so sehen würde, dächte an ein behindertes Kind. Sein plötzliches Aufstehen und Weggehen scheint wie ein Erwachen aus einer anderen Welt, hinein in seine eigene, einsame Welt.

Körperlieder

«Ich habe einen Kopf,
zwei Arme hab' ich auch
und einen runden Bauch,
tralallalalala.»[14]

Ein Lied dieser Art, das das Gesicht und bestimmte Körperteile des Kindes beschreibt, entstand in der Arbeit mit Peter.

Ein Beispiel aus der Praxis:
(Videoprotokoll)

Wie immer beschäftigt sich Peter am liebsten mit Legosteinen. Er läßt sie durch seine Finger trieseln oder schaufelt sie auf eine Plastikschippe und läßt sie mal langsam, mal schnell auf den Boden rieseln. Immer wieder, immer wieder. Dabei gibt er unartikulierte Töne von sich.

Heute möchte Peters Lieblingserzieherin, die Gitarre spielen kann, mitarbeiten. Wir setzen uns in Peters Nähe auf den Boden.

Ich stimme das uns beiden bekannte Fingerspiellied «Ein Daumen, der heißt Fridolin» an, das die Erzieherin sogleich begleitet. Als Zwischenteil spiele ich die Melodie mit der Flöte, dann wieder singen wir. Während dieser «Einstimmung» unterbricht Peter einmal für ein paar Sekunden sein Trieseln, er hält seinen Kopf schräg nach oben, sein Blick scheint ins Leere gerichtet. Seine Stimme verstummt für diese Zeit. Dann wendet er sich wieder den Legosteinen zu und «rutscht» mit seinen Tönen in den von uns angestimmten Tonraum (A-Dur).

Während des gesungenen Teils wende ich mich Peter zu, nehme seine rechte Hand, die gerade nicht beschäftigt ist, und versuche, sie vorsichtig mitzubewegen. Peter reagiert, indem er sich hinter dem Rücken seiner Betreuerin

---

14 Böke, B.: Lernspiele, Fidula 1972

«versteckt» und mit geöffneten Lippen zweimal ihren Oberarm berührt. Dabei gibt er Töne von sich und wendet sich dann wieder seinen Trieseln zu. Nun nehme ich Peter bei seinen Schultern und schaukle ihn während des Singens hin und her. Er trieselt zunächst weiter, überläßt mir aber ganz zutraulich, ohne jeden Widerstand, seinen Oberkörper und läßt den Kopf in Richtung Boden sinken. Ich nehme seinen Kopf in die Hände und schaukle ihn ein wenig hin und her. Am Ende des Liedes richtet er sich wieder auf und wendet sich erneut seinen Trieseln zu.

Ich beginne nun auch, mich mit seinen Trieseln zu beschäftigen. Während die Mitarbeiterin weiter auf der Gitarre die Akkordfolge unseres Liedes spielt, improvisiere ich singend, so daß die geschaffene Atmosphäre erhalten bleibt. Zunächst schiebe ich die verstreuten Legosteine näher an Peter heran, helfe ihm dadurch, sie wieder einzusammeln. Ich lasse sie auch durch meine Finger rieseln. Peter nimmt kurz meine Hände, um sie zu entfernen, doch da ich mich nicht gleich zurückziehe, entsteht eine kurze Berührung, ein Handspiel. Er beginnt an einem meiner Finger zu drehen, läßt meine Hand in seiner Hand und wendet sich mit der anderen einem imaginären Fussel am Teppichboden zu. Er richtet sich wieder auf und beginnt, mit seinem Oberkörper vor- und zurückzuschaukeln, mit der rechten Hand trieselnd, in der linken meine Hand haltend. Sein Gesicht hat sich aufgehellt. Er zieht hörbar seinen Atem durch die Zähne ein und legt sich mit einem Seufzer eingerollt auf den Boden. Ich lege mich auch auf den Boden, so daß sein Kopf meinen Arm berührt. Er scheint es sich «bequem» zu machen und kichert hörbar.

Ich singe weiter und beginne nun einen Text über Peter zu erfinden:

«Ja der Peter, ja der Peter
kann ja schön lachen,
lahahaha – lachen
lalala-lahachen.
Lachen mit dem Mund,
und die Zähne sind auch drin,
ja, ja, ja.»

Ich wiederhole diese Strophe mal lauter («lachend»), mal leiser («geheimnis-voll»). Peter kommt ganz nahe an mich heran, den Blick auf den Boden gerichtet. Er legt seinen Kopf in meine Hände... Ich singe ihm dicht ins Ohr, schubse ihn mit meiner Nase an seine Schulter und entferne mich wieder. Ein «Pei...» bringt Peter hervor (einen Laut, der wie der Anfang seines Namens klingt). Er schaut kurz in die Kamera, dreht sich auf den Rücken und zieht das rechte Bein an, das ich nun mitbewege. Peter zieht meine Hand von seinem Fuß weg und hält meinen Daumen fest. Er verfolgt aufmerksam seine eigenen Bewegungen. Ich führe unsere Hände über seinen Oberkörper zu seinem Gesicht. Peter studiert mit geöffneten Mund mein singendes Gesicht. Nun berühre ich seine Nase, und singe:

«Und dann hat er noch 'ne Nase
eine Nase im Gesicht
Wo ist denn meine Nase?
Nein, du siehst sie nicht!
Da ist meine Nase.
Ja, da ist doch meine Nase.»

Während dieser Strophe schließt Peter verschämt seine Augen, um schließlich mit seiner Hand auf meine Nase zu zeigen. Dabei hört man seinen aufgeregten Atem.

Ich singe:

«Und wo sind jetzt deine Augen?
Ja da hat Peter seine Augen,
und wo sind nun meine? . . . Da!»

Ich zeige dabei auf Peters und er auf meine Augen.
Als ich diese Strophe zu wiederholen beginne, streckt mir Peter seinen linken Fuß entgegen.

Ich reagiere:

«Ja und was ist das?
Das ist dein Fuß, dein großer Fuß,
dein großer Fuß ist das.
Einen Fuß, einen Fuß, einen anderen Fuß,
zwei Füße, zwei Füße, Füße, Füße, Füße,
einen, einen Fuß und 'nen anderen Fuß,
ja, das sind deine Füße.»

Während ich Peters Füße besinge, hält er sich mit einem Arm die Augen zu. Darauf singe ich:

«Und wo sind denn jetzt die Augen, gugu?
Wo sind jetzt die Augen, gugu?
Wo sind Peters Augen?
Unter den Händen versteckt.
Das sind Peters Hände,
da sind Peters Augen,
das ist Peters Nase,
und das ist ja sein Mund.
Und das ist noch sein Kinn,
und das ist das ganze Gesicht.»

Während dieser letzten Strophe läßt sich Peter bei der fünften Zeile die Hände vom Gesicht nehmen, und vorsichtig berühre ich alles Besungene. Peter lacht leise und fährt mir mit der Hand über die Wange, als ich bei der letzten Zeile sein ganzes Gesicht mit einem Finger umzeichne.

Kommentar

Nach einer Einstimmungsphase (Fingerspiellied), die atmosphärisch den Raum verändert («beziehungsschwanger» macht) und noch nicht direkt das Kind in den Mittelpunkt der Aufmerksamkeit stellt, entsteht ein erster Kontakt. Peter zeigt durch sein Aufhorchen und «Mit-tönen», daß er uns wahrnimmt. Das Mitspielen mit seinen Legosteinen, das sich vorsichtige Einmischen in seine Stereotypie, die Berührung der Hände sind der Anfang einer zwischenmenschlichen Begegnung.

Das Akzeptieren und Unterstützen der stereotypen Betätigung sowie die emotionale Zugewandtheit sind die Voraussetzung für Peters Bereitschaft, sich auf etwas Gemeinsames einzulassen. Seine fast symbiotische Körperzuwendung (ich hatte auch in anderen Stunden oft den Eindrück, er würde gerne nochmals in den Mutterleib hineinkriechen) führt zu dieser körperlichen Nähe. Das Besingen seines Gesichtes, seiner Füße liegt nahe und läßt sich zu einer Spielform gestalten. Diese schafft die gebührende Distanz in dieser intimen, sehr direkten Begegnung.

Methodisch gilt auch hier wieder:
• Musik für das Kind
• Spielen mit dem Kind
• das Kind spielt mit uns.

Kniereiter und Schoßlieder

Wie wir bei Max («Hüpfen auf dem Trampolin», S. 66 f.) erfahren haben, eignet sich der Kniereiter in seiner rhythmisch gesprochenen Form gut zu jeder Auf- und Abbewegung. Das «Reiten» wird durch das Wort «hopp» unterstützt. Der entscheidende spielerische Effekt ist das Ende des Verses. Das Herunterfallen «Plumps», dieser reizvolle kleine Schock, löst den Wunsch nach Wiederholung aus.

Eine beliebte Form des Kniereiters ist das Spiel:

«So reiten die Herren, so reiten die Herren,
so reiten die Damen, so reiten die Damen,
so juckelt der Bauer, so juckelt der Bauer,
so reiten die Zigeuner, so reiten die Zigeuner.»

Das Kind sitzt auf dem Schoß, und jede Zeile wird mit einer anderen Bewegung vom Erwachsenen begleitet.

1. Zeile: beide Beine gleichzeitig auf- und abbewegen
2. Zeile: rechtes und linkes Bein abwechselnd bewegen, so daß eine zusätzliche Hin- und Herbewegung entsteht
3. Zeile: im punktierten Rhythmus die Beine abwechselnd bewegen, so daß eine fast kreisende Bewegung entsteht

4. Zeile: mit doppeltem Tempo der 1. Zeile die Beine auf- und abbewegen. Das Kind wird dadurch richtig hochgeworfen.

Das Kind muß nichts «können», sondern nur die Bewegungen mitvollziehen. Das Spiel aktiviert vor allem sein eigenes Körpergefühl. Der Reiz besteht in den unterschiedlichen Tempi und der Steigerung bis zum Schluß. Das akzentuierte Sprechen oder Singen des Verses unterstützt und motiviert die Bewegung:

Durch den Rhythmus des Reimes sind die taktilen Stimulationen (Tragen, auf dem Schoß Halten) mit den akustischen (Singen, Sprechen des Verses) und der propriozeptiven (das Gleichgewicht durch verschiedene Bewegungen anregenden) Stimulation koordiniert. Dazu ist das Kind dem Erwachsenen zugewandt. Es sieht dessen Gesicht bzw. die Welt um sich «in Bewegung».

Die Spielform ist durch das Ende des Reimes gegeben. Das Kind soll möglichst die Wiederholung selbst initiieren. Indem wir eine klare Pause nach jedem Spiel machen, geben wir ihm die Gelegenheit zu dieser Initiative.

Ein Beispiel aus der Praxis

Maria läßt sich nicht ohne weiteres anfassen. Ihr Körper gleicht dem einer zerbrechlichen Porzellanpuppe, ihr Gang der einer kleinen Prinzessin, die vorsichtig mit ihren Schuhen kaum den Boden berührt. Sie hat sichtlich kein sicheres Körpergefühl und setzt sich fast immer ganz schnell auf den Boden, meist in die Ecken eines Raumes.

Heute kommt sie aus dem Bad, wo sie liebend gerne mit Wasser spielt. Sie kommt ohne Kleider (es ist Sommer) in die Stunde. Spontan kann ich sie hochnehmen und begleite mein Tun, während ich mit ihr durch den Raum gehe, mit dem bekannten «Hoppe, hoppe Reiter» Vers. Maria hat einen Arm etwas steif auf meine Schulter gelegt, der andere hängt schlaff an ihrem Körper herunter. Bei der nächsten Wiederholung des Verses setze ich mich mit ihr auf die große Schlitztrommel und begleite mit den Fingern einer Hand den Rhythmus des Verses auf zwei verschiedenen Tonhöhen. Der trockene, kurze Klang des Instrumentes paßt sehr gut zum Text. Maria, die selten einen direkten Blickkontakt herstellt, schaut meinen spielenden Fingern zu. Ich singe den Text, bewege Maria aber zunächst nicht mit, sondern lasse sie auf meinem Schoß sitzen. Beim «Plumps», beuge ich sie etwas nach hinten. Danach rutscht sie von meinem Schoß, bleibt aber vor mir stehen, so daß ich sie wieder auf den Arm nehme. Ich bewege sie nun zur nächsten Wiederholung des gesungenen Verses auf und ab und wage es, sie am Ende ganz weit mit dem Kopf nach unten zu beugen. Sie legt reflexartig, um sich anzuklammern, den Arm um mich. So spüre ich sie! Wieder setze ich mich auf die Schlitztrommel und spiele mit einer Hand den Versrhythmus. Diesmal bewege ich Maria auf dem Schoß mit. Sie lächelt, so daß ich die Bewegung verstärke. Vor dem Schluß halte ich diesmal fragend inne: «... und macht Maria?», so daß sie Gelegenheit hat zu reagieren. Und wirklich legt sie den Arm um meinen Hals und beugt sich zurück. Sie initiierte also das «Plumps». Wieder warte ich, schau sie an und frage: «noch einmal?» Es entsteht eine Pause – sie wartet – ich warte auch, dann müssen wir beide lachen, und das Spiel wird wiederholt. Wieder beobachtet sie meine spielende Hand, die diesmal ein Vorspiel zur Einleitung des Verses spielen, um den Anfang noch spannender zu machen. Maria lehnt sich mal an meinen Körper, mal wieder zurück. Schließlich rutscht sie von meinem Schoß, geht diagonal in die nächste Ecke des Raumes und setzt sich dort auf eine Matte.

Kommentar

Die Variationen der oftmaligen Wiederholung desselben Verses entstehen durch körperliche, stimmliche und instrumentale Veränderungen. Vor allem die Stimme bietet unendliche Möglichkeiten. Nicht nur gesprochen oder gesungen werden kann der Vers, er kann auch in verschiedenen Ausdrucksqualitäten die Bewegung beeinflussen bzw. sich der Bewegung des Kindes anpassen. Das «dazwischengeschaltete» Instrument ist ein distanzschaffendes und gleichzeitig stimulierendes Mittel, das von der nahen körperlichen Erfahrung scheinbar abzulenken vermag.

Nonsensreime und Nonsenslieder

«Ene mene subtrahene
divi davi domine
ecca brocca
casa nocca
zinki zanki draus.»

Verse dieser Art nennt man Nonsensreime. Haben sie ein «draus» oder «raus» als Schluß, werden sie oft von den Kindern zum Auszählen verwendet. Tragen sie keinerlei Spielanweisung in sich, so leben sie einzig und allein vom Spaß am Sprechen bzw. vom dazu erfundenen Bewegungs- oder Instrumentalspiel.

Nichtsprechende, nur lautierende oder mit Phantasiewörtern sprechende Kinder sind häufig durch «sinn-lose» Sprache zu erreichen. «Sinnlos» meint also Worte, die keinen konkreten Inhalt bezeichnen. Konsonanten und Vokale werden miteinander verbunden und leben in ihrer Wirkung vom Tonfall und der entstehenden Rhythmik. Es handelt sich um «gesprochene Musik». Ausgangspunkt für Sprachspiele sind die Bewegungen und vor allem stimmliche Äußerungen des autistischen Kindes. Nonsensreime oder -lieder haben den Vorteil, daß sie nicht «verstanden» werden müssen, sondern – lebendig gesprochen – zum Spielen auffordern.

Beispiele aus der Praxis

Jens hüpft gerne auf dem Trampolin oder wippt auf einem großen Gymnastikball auf und ab und läßt seine Bewegung mit einem Kniereitervers («Hoppe, hoppe, Reiter») oder einem Nonsensreim begleiten.

«Elleri, selleri, sibberi, sa
sibberi, sabberi, boll
abeldi, babbeldi, bollika
abeldi, babbeldi knoll.»

Auch ein selbsterfundener Reim sollte eine Form, einen Anfang und ein Ende haben.

Jensens Hüpfbewegungen, die, wenn er alleine ist, oft zur Stereotypie neigen, werden durch meine Begleitung in eine Spielform gebracht. Er hört erstaunt bei «knoll» auf zu hüpfen, pausiert, beginnt wieder, wobei einmal er durch seine Bewegung, einmal ich durch die stimmliche Begleitung den Anfang setze.

Dorits Äußerungen, die sich meist auf ein kurz ausgestoßenes «Ah» beschränken, gebe ich durch ein Nonsenslied eine Form und versuche, ihr ihren stimmlichen Ausdruck bewußt zu machen.

«Attekatenuwa, attekattenuwa
emisa demisa dullamisade...»[15]

Bei der nächsten Wiederholung äußert Dorit das «Ah» und ich setze mit «-tte katenuwa» fort. So baue ich ihr «Ah» in ein Spiellied ein, das ich instrumental mit einem einfachen Bordun begleite. Schon bei der dritten Pause, die ich ihr für ihr «Ah» ließ, reagierte sie mit einem raschen Blick in meine Richtung. Läßt sie mehr Nähe zu, versuche ich das Lied mit einem Klanggestenspiel zu verbinden, um Kontakt zu ihrem Körper, vor allem zu ihren stereotypen Handbewegungen zu bekommen.

Ein letztes ausführlich geschildertes Beispiel zeigt eine Sprachimprovisation, die zum Kontakt mit Sven, einem echolalisch sprechenden Kind, führt.

Sven liegt am Boden, die Beine sind angezogen, und er lutscht an den Fingern. Als er mich kommen hört, wird seine Mimik lebendig, sein Lutschen heftiger, und er wendet sich mir zu. Ich setze mich mit zwei Metallophonstäben, zwei Flöten, einer Handtrommel und einem Becken zu ihm auf den Boden. Ich lege meine rechte Hand auf seinen Körper und spiele mit der linken auf den Klangstäben einen Ostinato. An seine Lippenbewegungen anknüpfend, singe ich mehrmals hintereinander ein Nonsenswort zu meiner instrumentalen Begleitung:

Thp: «de-be-de-be, de-be-de-be, le-be-be-de, le-be-dai-bi-be»

15 Lemmermann, H.: Die Zugabe, Bd. 2, Fidula 1969 und 1977

Sven (lacht nach jedem dieser Worte in sich hinein) und sagt schließlich leise: «Lacke nich.»
Thp: (wiederholt in humorvollem Tonfall singend): «Lache nicht! . . . doch lache nicht. . . La-ha-hai-di-hai.»
Sven (lacht lauter, ich unterstütze diese Lachbewegungen mit meiner Hand, er sagt ganz vorsichtig): «Lache nich, hai»
Thp (singt weiter): «Lache nicht, warum lachst du nicht? la-kedu-bei-di-bai-di-dai» (und immer schneller werdend) «lakedii-bei-bai» und (so schnell es geht) «lakapitikituai»
Wieder reagiert *Sven*: «lake nicht, hai», ich setze auf einem Ton singend fort: «lache nicht, lache nicht, doch lache nicht, lakedaidaido».
Sven leise: «lache nicht» *Thp:* «Lache nicht, warum lachst du nicht?»
Sven (ruft, fast schreiend): «jai, jai!»
Thp (imitiert): «jai, jai, jai, jai –» und setzt einen Beckenschlag.
Sven lacht und setzt sich auf.
Thp (singt zweimal): «laka-dii-di-jai»
Sven (singt das zweimal auf derselben Tonhöhe mit) «. . . ai» (und imitiert alleine singend): «laka-dii-di-jmai»
Thp (wiederholt) «la-kadii-dijai».

Es entsteht eine Pause.

Sven (beginnt, indem er mit ausdrucksvoller Stimme sagt): «Lache nicht!» (lacht) «lak!»
Thp (langsam, melodiös): «laka-dii-dijai»

Wieder entsteht eine Pause, nur der Ostinato geht weiter.

Sven (beginnt von neuem, auf einem Ton singend): «lake nicht , lak»
Thp (singt leise etwas tiefer): «lakadii-dijai»
Sven (spielt weiter mit den Worten): «lake nich, lacheln, lachen, lachen, lak, penlak»
Thp: «penlak, penjen-lak, pengen-lakapikapikapak» (ein Trommelschlag)
Pause

Thp (beginnt leise und steigert): «lakapikapikatika» (Trommelschlag)

Ich reiche Sven den Schlegel, und er spielt alleine auf dem Becken (35 Schläge).
Er spielt sehr dynamisch, wechselt zwischen Stil und Kopf des Schlegels.
Ich höre ihm aufmerksam zu und improvisiere auf der Alt-Flöte.
Es entsteht eine sechsminütige gemeinsame Improvisation, in der Sven das Becken schlägt.
Zwischendurch hört man einmal ein «brr, brr» von Sven.
Dann sagt er: «eija», was ich singend aufnehme: «eiapiah».

Beckenschlag – Pause
Die Flöte spielt in die Stille hinein, Sven reagiert mit einem Spiel auf dem Becken.

Thp (singend): «Eija-pia-piaei»
Sven beschleunigt seinen Beckenschlag
Thp (nimmt C-Flöte) und spielt in Svens Rhythmus markante Achtel-Motive.
Ein Crescendo, provokantes Überblasen steigert die Dramatik. Triller, Oktavensprünge, nochmals ein Crescendo.
Nach einem Decrescendo beginnt Sven, das Tempo auf dem Becken wieder anzuziehen.

Pause

Sven beginnt wieder, das Becken zu spielen.
Thp (singt): «dakadaka-dakata, tiditi-tikiti», «ja-pa-pa-pa» (wobei meine Stimme von einer hohen bis in eine sehr tiefe Tonlage rutscht)
Sven: «lache nicht, lacht» (lacht)... «daba, dakbei-da»
Thp (genau nachsprechend): «dakbei-da»
Sven (lacht): «la-bai-la-bai-la, dai lag»
Thp (antwortet): «dai lag-dai lag»
Sven: «dai lag»
Thp: «Dai lag, dai lag»
Sven: «la-la-lei»
Thp: «La-la-lei»
Sven: «la-la-lai»
Thp (wiederholt ein Motiv): «La-la-lei-lalala»

Sven legt sich wieder hin, diesmal auf den Rücken. Ich lege meine Hand auf seinen Bauch und gebe rhythmische Impulse, worauf Sven aufjauchzt und von sich aus ein letztes Gespräch eröffnet.

Sven: «egbaég.»
Thp (antwortet): «egbaég-egbaége-egbaegge»
Sven (entgegnet): «egbaégge»
Thp: «egbá-egge»
Sven: «egbaeggbó»
Thp: «egbaegbó»
Sven lacht äußerst amüsiert. Auch ich muß lachen.

Kommentar

Ich kannte Svens Humor bereits, doch seine Ansprechbarkeit auf Sprachspiele habe ich in dieser Stunde zum ersten Mal erlebt. Entscheidend waren die Momente, in denen er den Impuls zum Weiterspiel gab, wo *seine* Entscheidung, das Spiel fortzuführen, eindeutig hörbar wurde. Ich stimulierte ihn durch körperliche Berührung, Steigerungen im Flötenspiel, sprachliche Einfälle, Imitation und Umspielung seiner Ausdrücke. Das gesamte Spiel dauerte 15 Minuten – so lange hielt Sven die Beziehung aufrecht, zu der er selbst aktiv beitragen konnte und bei der er sich köstlich amüsierte.

Instrumenten-Lieder

«Ich bin ein Tambour - bum, bum
und gehe einmal im Kreis herum
und wenn ich einmal herum bin
dann spiele ich das Tambourin
bum, bum, bum, bum.»[16]

Spiele und Lieder, die die Tätigkeit des Instrumentespielens nachahmen sowie den Klang des Instrumentes zum Inhalt haben, nenne ich «Instrumenten-Lieder».

Da ein gewisses Körpergefühl und die Fähigkeit, Beziehung zu Objekten herzustellen, gegeben sein muß, sind viele autistische Kinder zunächst nicht in der Lage, auf Instrumenten zu spielen.

Ich befasse mich in den beiden praktischen Beispielen vor allem mit Kindern, die zwar bisher die Fähigkeit zeigten, auf ein Instrument zu *schlagen*, aber nicht, es zu *spielen*.

Ihr Körpergefühl ist so rudimentär, daß ihr Arm, ihre Hand die Auf- und Abbewegung mit dem Schlegel zwar durchführt, und, verstärkt durch den Klang, das Instrument auch wiederholt anschlägt, aber keine sichtbare Beziehung zum Instrument oder dem Mitspieler entsteht. Ich biete diesen Kindern daher zunächst selbstklingende Instrumente an, Instrumente, die durch die Bewegung direkt erklingen und keinen Schlegel als Mittler benötigen. So sollen sich Körper- und Selbstgefühl und die Fähigkeit zu *spielen* entwickeln.

Unsere erste instrumentale Erfahrung ist meist die Rassel, die wir wegen des natürlichen Greifreflexes sehr bald halten können. Stößt der Säugling damit an das Bettchen oder die Wand, so gibt dieser Widerstand den Anreiz, die Bewegung fortzusetzen und damit diesen Klangeffekt zu wiederholen. Jede Bewegung erklingt, und man kann den Vorgang mit den Augen verfolgen. Der Rückgriff auf diese multisensorische Situation ist für die therapeutische Arbeit mit autistischen Kindern wertvoll.

Kontakt entsteht, wenn sich der Kreis: «bewegen – hören – sehen» schließt, wenn das Kind wahrnimmt, daß seine Bewegung mit dem, was es hört und sieht, zusammenhängt. Es wird diese neue Erfahrung, daß es *selbst* Auslöser für eine akustische Stimulierung ist, genießen und daher wiederholt herbeiführen.

Die hier verwendeten Instrumente gehören zu den sogenannten «elementaren» Instrumenten.

Hermann Regner (1988, S. 85) beschreibt das Spezifische «elementarer» Instrumente: «... der Vorgang der Tonerzeugung (ist) leicht zu beobachten. Der

---

16 Jehn, M. u. W.: 28 Kinderspiele aus aller Welt, Eres 1979

Spieler kann sehen und fühlen und gleichzeitig hören, welche Art und Intensität der Bewegung zu welchem Klangergebnis führt. Über die direkte körperliche Beziehung entwickelt sich die innere Beziehung zum Instrument, zum selbstproduzierten Klang, zur Musik.»

In den folgenden Beispielen wird die Kontaktaufnahme zu autistischen Kindern mit Hilfe von **kleinen selbstklingenden Instrumenten** deutlich.

Ich bringe die kleinen Instrumente (Schellen- und Glöckchenbänder, Stilkastagnetten, Rasseleier, Cacici, Holzklappern, Chimes) in einer Tasche mit, in der auch Schlüssel, raschelndes Papier oder zu knitternde Plastikhüllen die Neugierde der Kinder erwecken können. Schon das Ausräumen der Tasche erzeugt Geräusche und «Klang» und gibt mir die Möglichkeit, auf die Aktivität des Kindes zu reagieren. Alle Instrumente sind zweimal vorhanden, aber mit klanglichen Unterschieden.

Dorit
(Tonbandprotokoll)

Mit Dorit ergab sich in zwei aufeinanderfolgenden Stunden folgende Spiel- und Kontaktmöglichkeit.

Dorit wühlt mit ihren sich ständig stereotyp bewegenden Händen in meiner Tasche herum, und mehr zufällig fallen die Instrumente heraus. Außerdem erregt ein Holzständer mit daraufgesteckten kleinen diatonisch angeordneten und farbig bemalten Glocken (ein Montessori-Spielzeug) ihre Aufmerksamkeit. In Windeseile hat sie alle Glöckchen vom Ständer genommen und läßt sie durch ihre Finger rieseln.

Ich stelle die große Doppelfelltrommel daneben und mische mich damit klanglich in ihr Glockenrieseln ein. Zunächst lasse ich auch einige davon auf das Fell, Dorit ihre auf den Teppichboden fallen. Dann reagiere ich mit einem Glissando auf dem Glockenspiel, das dem Klang der Glocken am nächsten kommt. Gleichzeitig – abwechselnd – Pause, so entsteht eine Art gemeinsames Klangspiel, das Dorit mit minutenlanger Ausdauer (das ist viel für ihre sonstige Unruhe) weiterführt.

In der nächsten Stunde entwickelt sich aus ihren «hörbaren» Handbewegungen ein Lied, das ihr Tun sinnvoll einbindet.

Wieder begann sie mit den kleinen Instrumenten am Boden zu hantieren. Ich spiele auf zwei Klangstäben und singe dazu:

«Hallo, hallo, hallo Dorit,
fein spielst du,
fein spielst du,
mit den...» (hier setze ich den Namen des Instrumentes ein, das sie gerade in den Händen hat).

Nach einer Weile erweitere ich das Spiel, indem ich nach dem Besingen des Instrumentes, mit dem Dorit gerade hantiert, ein Instrument mit ähnlicher Klangfarbe spiele und so eine Art Dialog oder Zusammenspiel versuche. Darauf folgt wieder das Lied, das sich nun wie ein Refrain wiederholt.

Auch das Klatschen wird besungen:
«... fein spielst du mit den Händen», worauf wir klatschen oder patschen.
Als sie, von dem Spiel angesprochen, ihre Stimme hören läßt, singe ich: «Fein spielst du mit der Stimme.»
Schließlich entsteht ein Kettenlied, in dem alle Instrumente und Aktivitäten hintereinander besungen werden und der Refrain, zum Schluß gesummt, das Ende des Spiels anzeigt.

Maria
(Protokoll)

Ich suche Maria im Raum und finde sie in einem Rollwagen, in dem Kinderspielsachen und Kissen aufbewahrt werden. Sie sitzt aufrecht, ohne sich mit dem Rücken anzulehnen, und hält eine kleine Plastikhaarbürste und ein Spielzeug in der Hand. Ihre Augen sind ohne bestimmtes Ziel in die Ferne gerichtet.
Sie reibt die beiden Gegenstände aneinander, ohne dieses Tun mit den Augen zu verfolgen. Ihre gesamte Ausstrahlung ist durch ihre aufgerichtete Haltung wacher als sonst.
Ich begrüße Maria und schiebe sie in diesem Rollwagen in meinen Raum. In deutlichem Abstand von etwa zwei Metern setze ich mich auf den Boden, so daß ich mich in ihrer Augenhöhe befinde.

Im zunächst stillen Raum höre ich ihrem Kratzgeräusch zu. Auf einer afrikanischen Holzrassel versuche ich, ein ähnliches Geräusch zu erzeugen, leiser und immer wieder mit Pausen, um sie zu hören und ihr die Gelegenheit zu geben, sich selbst zu hören.

Nach ein paar Minuten übertrage ich ihr anhaltendes Reiben, das einmal langsamer dann etwas schneller vonstatten geht, auf den Psalter und die Montessoriglocken. Mit dem Finger auf den Saiten spiele ich leise Glissandi und mit einem Holzschlegel auf den kleinen Metallglocken. An Marias Gesicht sehe ich, daß sie mich hört, nein, wahrscheinlich hört sie nicht mir zu, sondern den Klängen, die da zu vernehmen sind, und die durch Spielart, Rhythmus und Dauer einen Zusammenhang mit dem von ihr erzeugten Kratzen haben.
Ich reduziere mein Spiel wieder auf die Rassel und lasse Raum und Zeit, um Marias Spiel genau aufzunehmen. Ihr Blick gleitet durch den Raum, an meinem vorbei, aber ihre Körperhaltung zeigt, daß sie innerlich in Bewegung ist.
Ich suche nach einem Instrument, das ihre sichtlich vorhandenen Handbewegungen «hörbar» macht und eine neue Klangvariante darstellt. Obwohl ich

ihre schon erlebte Scheu vor «Klang» kennengelernt habe (in anderen Stunden hatte sie eine Vorliebe für ein kleines Xylophon und eine Abneigung vor dem langklingenden Metallophon gezeigt), spiele ich kurz ein sehr schön klingendes Schellenband an, an dem zwölf Schellen einen zarten, aber vollen Klang von sich geben. Ich lege das Band zu ihren Füßen in den Rollwagen. Sie faßt sofort danach und bewegt es, horcht und führt es danach an den Mund, beißt kurz auf das Lederband, das zum Zubinden gedacht ist, und bewegt es wieder. Ich reagiere nun mit einem Schellenband, das im Klangvolumen wesentlich ärmer ist und heller klingt. Sie – ich – sie – ich, es entsteht ein Dialog, der kein Zufall mehr ist, vielleicht noch kein Gespräch, aber ein Aufeinander-Reagieren. Maria senkt den spielenden Arm und pausiert. Ihre Pupillen, die sonst diesen «unendlichen» Ausdruck haben, bewegen sich leicht voneinander unabhängig, sie neigt ihren Kopf zu ihren Füßen, wo sie das Schellenband hingelegt hat. Erneut nimmt sie es auf, und es wiederholt sich unser «Schellendialog». Ein Lächeln huscht über ihr Gesicht. Ich werde mutiger und beginne zu summen und schließlich mein Schellenband von einer Hand in die andere zu werfen. «Hopp und hopp und da und da», spreche ich im Singsang dazu. Ich will sie auf mein Tun auch optisch aufmerksam machen und ihr durch meine Stimme mein Dasein verdeutlichen. Ich rücke näher an ihren Rollwagen heran, so daß ich ihr direkt gegenüber sitze und setze mein Wurf-Singspiel fort. Maria verfolgt das in die Luft geworfene Band mit einer Bewegung ihres Kopfes, auch wenn die Pupillen das Band nicht direkt fixieren. Hin und her, dann verstecke ich das Band, einmal rechts hinter meinem Rücken, dann links. Maria beugt sich sogar vor, um zu schauen, wo es geblieben sein könnte. Wieder zeigen ihr Körper und ihr Kopf deutlicher als ihre Augen, was sie möchte.

Die **Spielform** ist gefunden:

Maria bewegt ihr Schellenband, ich antworte mit meinem, werfe es in die Luft, begleite diese Bewegung mit der Stimme und motiviere eine Wiederholung durch das anschließende Verstecken des Bandes hinter meinem Rücken. Maria beginnt zu lautieren, ganz deutlich und viel voluminöser, als ich es von so einer kleinen Person erwarte. Ein langgezogenes «aehhhhh» ist zu hören, das in hörbares Atmen übergeht.

Auch hier imitiere ich vorsichtig, bleibe aber bei meinem Spiel und baue das Ende der Stunde in den Text ein... «hopp und hopp und da und da und Schluß».

Gutgelaunt, mit freudig entspanntem Gesicht sitzt Maria im Rollwagen, und ich schiebe sie in das Spielzimmer zurück.

Kommentar

Welch selbstverständlich vertrautes Gefühl bleibt mir zurück, so als hätte ich mich mit Maria eine Stunde lang unterhalten. Erst mußten wir unser Thema finden, doch dann haben wir unseren Spaß gehabt.

Maria war heute von Anfang an wacher als sonst. Sie beschäftigte sich andauernd mit zwei Gegenständen, die sie zum Erzeugen von Geräuschen benutzte. Ihr Blick war in die Ferne gerichtet, sie war zwar wach, aber ohne Beziehung zu sich oder zu ihrem Tun. Sie zeigte zunächst keinen Wunsch, etwas an dieser Situation zu verändern und hätte noch lange in diesem Zustand verweilen können (wie Beobachtungen im Alltag zeigen).

Durch die Tatsache, daß ihr jemand zuhörte und daß ihr Tun von jemandem imitiert wurde, begann sie sich selbst zuzuhören. Durch Mitvollzug, Imitation und Pausen gestaltete ich das Geschehen, wodurch sich ein bewußteres Aufeinanderreagieren entwickelte. Die folgende **Spielform** schuf die nötige Distanz nach dieser Annäherung und bot ein emotional lustvolles Übungsfeld für die entstandene Beziehung. Dieser Zustand des gemeinsamen Da-seins wurde durch das Mit-einander-spielen verlängert und konnte sich so einprägen.

Methodisches

Die Idee, das Thema der Stunde, gibt das Kind durch seine momentane Aktivität vor, die es im Raum entwickelt. Ist sie nicht so hör- und sichtbar wie bei Maria, so ist es vielleicht die Bewegung, die Haltung oder gar die Atembewegung, an die ich anknüpfe, um ein gemeinsames Thema entwickeln zu können (s. Beispiel mit Sven).

Selten ist das Mittel, das Beziehung herstellt, so einfach wie in dieser Stunde. Nicht die «Klangfülle», sondern die «Resonanzfähigkeit» ist entscheidend. Die Art und Weise, wie ich Marias Kratzen auf- und damit ernst-genommen habe, das genaue Aufnehmen und Spiegeln «ihres Tuns», in Lautstärke, Rhythmus, Klangfarbe und Dauer, gab ihr das Gefühl, «gehört» zu werden. Die Hilfe zur Gestaltung eines Spiels, das ihr Tun einbindet und damit sinnvoll macht, ein Spiel, das sie mitvollziehen konnte, das ihren Fähigkeiten entsprach, machte ihr Freude und ließ sie emotional auftauen. Dies zeigte sie körperlich, vor allem mimisch und in ihren stimmlichen Äußerungen.

Die Qualität des Zusammenspiels ist gekennzeichnet
- durch eine zunehmende (räumlich-körperliche, audio-visuelle) Annäherung
- durch eine emotionale Verdichtung, die durch das Erleben des Kontaktes entsteht
- und schließlich durch eine gemeinsame Spielform, die die hergestellte Beziehung gestaltet.

Aus einem anfänglichen Reagieren auf das Geräusch und später auf den Klang des anderen wird ein emotional ausdrucksvoller Dialog, der, **in Sprache ausgedrückt** – in Gedanken dauert er nur Sekunden –, etwa so heißen könnte:

M.: (murmelt unverständlich vor sich hin, in Gedanken weit weg.)

Thp (zunächst leise mitmurmelnd, dann jedoch ein Wort aufschnappend): «Hallo, hörst du? Was sagst du da eigentlich? Wie bitte? Sprich doch etwas deutlicher!»

M. (hält in ihrem Murmeln inne): «Was ist denn das? Was hör ich da? (murmelt weiter, aber etwas lauter).

Thp (hört zu, setzt dann Akzente, indem er das Murmeln imitiert, also verstärkt, aber immer wieder aufhört, um zuzuhören)

M. (sagt): «Ach so, ja hier spiel ich»

Thp (antwortet): «Ja und hier spiel ich»

M: «Ist das wirklich so? – Hallo!»

Thp: «Ja, ich höre dich, du sagtest hallo!»

M.: «Aha, so ist das.»

Thp: «Schau mal, was es da noch alles gibt, was so ähnlich klingt wie dein Geräusch!»

M.: «Aha, ganz interessant, aber ich bleibe bei meinem.»

Thp: «Aber du kannst es doch mal versuchen, auch auf meinem Instrument zu spielen, da hast du's.»

M.: «Naja, gar nicht schlecht, mal sehen wie's schmeckt, wie sich's anfühlt, doch, es klingt schön. Das spiel ich gern!»

Thp: «Schau mal, was ich noch alles machen kann, siehst du mein Schellenband?... und wo ist es jetzt?»

M.: «Ja, wo ist es, na du machst ja Scherze, da muß ich mich ja glatt mal vorbeugen, wo hat sie's denn jetzt versteckt!, ach da, na das macht Spaß...»

Der Wahrnehmungsprozeß, der die Voraussetzung einer emotionalen Beziehung ist, war in dieser Stunde durch Marias wache Haltung bereits in Gang gesetzt. Sie hörte sehr bald auf meine Imitationen und damit auch gezielter auf ihre eigenen Geräusche.

Hörbares von außen aufzunehmen und zu verarbeiten, schafft einen, wenn auch zunächst diffusen, Kontakt zur Außenwelt. Das «Sich-selbst-Hören» ist eine Erfahrung, die bei autistischen Kindern zunächst oft zum sofortigen Abbruch des Spiels führt. Diese direkte Antwort, diese direkte, hörbare Rückmeldung einer Aktivität ist ein «gefährliches» Moment. Erst wenn das «Selbstgefühl» des Kindes entsprechend ausgebildet und positiv besetzt ist, wird das «Sich-selbst-Hören» als Verstärkung erlebt und zum Weiterspiel führen.

Inwieweit Maria ihr Spiel als Ausdruck ihrer Person empfindet, läßt sich von außen schwer beurteilen. Ich hatte jedenfalls den Eindruck, daß sie nicht mir, sondern dem von mir erzeugten Klang zuhört. Mit diesem nimmt sie einen gewissen **Kontakt** auf. Integriert Maria diesen angebotenen Reiz, der ihrem eigenen Geräusch zunächst ähnlich ist, der sich zumindest darauf bezieht, so ordnet sich gewissermaßen ein Stück Welt um sie. Beziehungslosigkeit, die meist mit diffuser Angst bzw. Angstbereitschaft verbunden ist, vermindert sich.

Je länger Maria diesen Kontakt aufrechterhält, ihn erträgt, ja vielleicht sogar angenehm findet (was in dieser Stunde der Fall war), desto größer ist die Chance der emotionalen Auswirkung: Die Voraussetzung für eine **Begegnung** in einem Dialog wird geschaffen. Die Minderung von Angst ist wiederum die Voraussetzung für das Entstehen einer positiven emotionalen zwischenmenschlichen **Beziehung**. Erst wenn die Angst wiederholt überwunden wurde, kann Maria ihre Beziehung, die anfänglich nur zu Klängen bestand, auf mich übertragen und dann vielleich auch auf andere Menschen.

5 Vergleich musiktherapeutischer Ansätze bei autistischen Kindern

Vergleicht man die Literatur, die über musiktherapeutische Arbeit mit autistischen Kindern veröffentlicht wurde, so fallen der weitgefaßte AUTISMUS-Begriff, der unterschiedliche MUSIK-Begriff und die dadurch geprägten verschiedenen Vorgehensweisen auf.

Alle Autoren sind sich darin einig, daß das autistische Kind vor allem an einer Beziehungsstörung leidet, die sein Verhalten für die Umwelt auffällig macht und seine Entwicklungsstörung bedingt. Eine weitergehende ätiologische Betrachtungsweise erfolgt nicht.

Musik und ihre Wirkung in der therapeutischen Arbeit wird von den hier aufgeführten Musiktherapeuten in folgender Weise betrachtet:

Juliette Alvin (1984, S. 10) sieht den Einfluß des *Klanges* als primäre Wirkung. Der Heilwert der *Musik* hänge nicht unbedingt von ihrer Art und dem Standard der Ausführung ab. Alvin verwendet ihr Cello, aber arbeitet auch mit Stimme und Klavier sowie leicht zu spielenden Musikinstrumenten (Glockenstäbe, Trommeln, Becken, Flöten, Maracas, Melodika, Kazoos, Gitarre, Akkordzither).

Ziel sei «die Entdeckung seiner (des Kindes, Anm. d. Verf.) musikalischen Persönlichkeit und der Aufbau einer Beziehung durch gemeinsame musikalische Erlebnisse in der Hoffnung, daß das Kind dabei einen Sinn für zielgerichtetes Handeln und Leistung entwickelt» (1988, S. 93).

Methodisch greife ich folgende Hinweise Alvins heraus (1988, S. 94–98):

1. «Rituale, Symbole und Eigenarten kann man (der Therapeut, Anm. d. Verf.) mit einiger Phantasie musikalisch kreativ verwerten und in ein Musikerlebnis einbringen.»
2. «viele autistische Kinder reagieren auf ein besonderes Instrument und seinen Ton. Aber wir (der Therapeut, Anm. d. Verf.) müssen dafür Sorge tragen, daß diese Identifikation kreativ ist und vom Kind nicht als Gelegenheit zur Isolierung wahrgenommen wird» (a. a. O., S. 94).
3. Die Verwendung von Radio oder Kassettenrekorder kann genutzt werden, um dem Kind ein musikalisches Erlebnis zu vermitteln, vor allem wenn das Kind menschlichen Kontakt abwehrt. Tut es dies nicht, ist ‹live›-Musik, z. B. durch Improvisation, das beste Mittel (a. a. O., S. 95).
4. «Wenn das Kind einmal angefangen hat, seine Gefühle auszudrücken, sollten wir ihm helfen, den Vorgang zu ordnen und ihm die klanglichen Elemente, die es gebraucht, bewußt zu machen» (a. a. O., S. 96).

5. Den Lernproblemen, vor allem der Veränderungsangst, der stereotyp automatischen, starren Lernweise tritt der Therapeut durch eine Vielfalt von Lernverfahren entgegen: «Dasselbe Lied kann gesungen oder auf verschiedenen Instrumenten gespielt werden... dasselbe rhythmische Motiv kann geklatscht, auf einer Trommel geschlagen oder auf einer Saite gezupft werden; wir können am Tisch oder auf dem Fußboden sitzend arbeiten. Das Kind wird dazu gebracht, innerhalb einer sicheren Umgebung wechselnde Situationen und Techniken zu akzeptieren» (a. a. O., S. 96−97).

6. «Diese schwierige Arbeit kann nicht gelingen, bevor eine stabile und zufriedenstellende Beziehung zu dem Kind aufgebaut worden ist» (a. a. O., S. 97).

7. Musik kann auch zwischen Mutter und Kind «in einer unbedrohlichen Situation Verständigung aufbauen,... besonders wenn die Mutter sich nach einem Kontakt mit ihrem Kind auf höherem Niveau als dem Alltag sehnt» (a. a. O., S. 97).

8. Die Gruppenarbeit wird als sehr schwierig angesehen. Bewegung zur Musik (Spiel- und Darstellungslieder), die musikalische Begleitung der gemeinsamen Aktivität (am besten durch Improvisation am Klavier) im geeigneten Tempo sind als Techniken beschrieben (a. a. O., S. 97).

9. Als unveränderliche Regel gilt: *«Erziehung und Kontakt auf dem eigenen, wie auch immer niedrigen Niveau des Kindes zu beginnen, so daß wir ihm da begegnen, wo es sich tatsächlich befindet»* (a. a. O., S. 97).

Zusammenfassend beschreibt Alvin mehrere Stufen ihres Vorgehens:

Erste Stufe (a. a. O., S. 149): «Zuerst gibt man dem Kind die Freiheit, das Instrument und seine Stimme nach Lust und Laune zu gebrauchen – außer in zerstörerischer Absicht.» Das Kind soll «den Klang der Stimme und der Instrumente bewußt vernehmen, wobei man vielleicht mit einem einzelnen Ton beginnt, der sowohl den Tastsinn, den Gehörsinn als auch die motorische Bewegung beansprucht.»

Zweite Stufe (a. a. O., S. 156): «Zunächst muß dem Kind seine Wahrnehmungsfähigkeit und Motorik bewußt gemacht werden: die Fähigkeit, in völliger Freiheit und sicherer Umgebung Klänge zu erzeugen. Es erwirbt sich ein elementares, uneingeschränktes Medium des Selbstausdrucks in einer Atmosphäre des Entdeckens und Forschens und lernt, spontan etwas auf seine eigene Weise zu tun. Allmählich lernt das Kind, meine Mitwirkung (= des Therapeuten, Anm. d. Verf.) zu akzeptieren, nachdem ihm meine Anwesenheit im Raum bewußt geworden ist.» Durch das Mitspielen der Therapeutin erhält die Musik des Kindes «eine neue Dimension»... Die Improvisationen des Kindes zeigen meist die Entwicklung einer «musikalischen Persönlichkeit sowie Selbstbehauptung und einige Fortschritte in der Behandlung der Stimme und des Instruments» (a. a. O., S. 156).

In der *weiteren Entwicklung* (a.a.O., S. 157) soll das Kind sein Aktionsfeld erweitern und die Klänge mit Zahlen, Worten, Bewegungen, Lesen usw. in Zusammenhang bringen. Sein Sinn für musikalisches Sozialverhalten gegenüber den Instrumenten, der eigenen Stimme und Person, dem eigenen Ausdruckswillen und eine Beziehung zum Therapeuten werden entwickelt.

Alvin versucht, dem Kind «den niemals endenden musikalischen Kreis zu öffnen, der allmählich Klang, Musik, Gegenstand, Bewegung, Stimme und Worte mit einschließt und in dem sie integriert sind» (a.a.O., S. 159).

Paul Nordoff und **Clive Robbins** (1975, S. 13–14) sehen Musik als universale Erfahrung, die jeden von uns anspricht und die entsprechende psychische Funktionen aktiviert. Musik als Mittel zwischenmenschlicher Kommunikation kann dem behinderten Kind Freiheit bringen. Ihr Musikbegriff ist komplex, harmonisch und rhythmisch differenziert und, dem persönlichen Musikstil des Musikers Nordoff entsprechend, klanglich vom Klavier bestimmt.

Als Ziel gilt, daß die jedem Kind angeborene individuelle Musikalität «erwacht» oder gebildet wird (1986, S. 1), daß «die Hingabe des Kindes an sein musikalisches Tun» (1975, S. 15) bzw. «die Hingabe an musikalische Aufgaben in der Gruppenaktivität» (höchste Stufe der Auswertungsskala II, 1986, S. 176) entwickelt wird. Erst wenn sich ein kommunikatives Gerichtetsein, eine gewisse Ordnung in den Reaktionen, eine gewisse Aufnahmefähigkeit oder Befreiung von eingeschränkten Gewohnheiten entwickeln, kann man davon sprechen, daß das *Music Child* «erwacht» und gebildet wird (1986, S. 1). Der Begriff *Music Child* bezeichnet das Zusammenwirken von rezeptiven, kognitiven und expressiven Fähigkeiten. Tätigkeiten wie Wiedererkennen, Wahrnehmen und Erinnern werden ausgelöst.

Die «schöpferische Therapie mit dem *Music Child* bietet an» (1986, S. 2)
• Möglichkeiten von *aktiven*, integrativen Erlebnissen
• das weite Spektrum *emotionaler Erfahrung*
• Erlebnisse von *Form und Ordnung*, ... die den Aktivitäten Stabilität verleihen und die Möglichkeit, durch «das beziehungsreiche Zusammenwirken von Sprache und Musik» ... «Gedanken und Ideen, die für das Kind von besonderer Bedeutung sind, unmittelbar in Liedern zu vertonen und auszudrükken».

In den Auswertungsbögen, die der Therapiekontrolle dienen, sind in der Beurteilung der «Kind-Therapeut-Beziehung in der musikalischen Aktivität» (Skala I) als höchste Stufe das «Erreichen und Festigen von aktiver Selbständigkeit in Gruppenarbeit» genannt. In der Beurteilung der «Musikalischen Kommunikativität» (Skala II) wird die Fähigkeit des Kindes, «mit Beständigkeit an musikalischen Aufgaben in der Gruppe arbeiten zu können», genannt.

Methodisch werden u. a. als Techniken beschrieben (1986, S. 79–157):

1. Eine musikalisch-emotionale Umgebung schaffen
2. Musik zu Bewegungen eines musikalisch inaktiven Kindes improvisieren
3. Zum Singen führen
4. Zur Instrumental-Aktivität führen
5. Arbeiten mit der Spielweise des Kindes – Hineinführen in den Grundschlag
6. Ausdrucksvolle musikalische Beweglichkeit und emotionales Erlebnis beim kommunikativen Spielen
7. Rhythmische Struktur: Wahrnehmen, Ausführen und Erleben.

Spezielle Techniken werden beim «Begegnen eines Gefühlsausbruches oder Weinen des Kindes» (a. a. O., S. 87) und bei «Zuhilfenahme körperlicher Kraft» (ebd. S. 89) in bestimmten Situationen beschrieben.

Das Setting: Ein Therapeut (Nordoff) übernimmt am Klavier die musikalische (instrumentale und vokale) Arbeit mit dem Kind, ein zweiter Therapeut (Robbins) unterstützt das Kind in seinen körperlichen und instrumentalen Reaktionen.

In erster Linie stehen dem Kind eine kleine Trommel, ein Becken, Zymbeln mit verschiedenen Schlegeln u. a. Musikinstrumente, wie Klangstäbe, Bongos, Congas, Stimmflöten-Hörner, Melodika, Xylophon, kleine Handglocken etc. zur Verfügung.

Gertrud Orff (1974, S. 9) definiert die Orff-Musiktherapie als «eine multisensorische Therapie. Der Einsatz der musikalischen Mittel – phonetisch-rhythmische Sprache, freier und gebundener Rhythmus, Bewegung, Melos in Sprache und Singen, das Handhaben von Instrumenten – ist so gestaltet, daß er alle Sinne anspricht.»

Orffs Musikbegriff geht auf das griechische «musiké» zurück, worunter die musische Gesamtdarstellung des Menschen in Wort, Ton und Bewegung verstanden wird (a. a. O., S. 9).

Als Ziel gilt die spontan-kreative Zusammenarbeit, die das Kind zu freien Äußerungen und zu sozialen Fähigkeiten bringen soll. «In dem Phänomen Spiel und dem Phänomen akustisches Klima wird Selbstbestätigung, Verständnis für den anderen und soziale Integration erfahren und in ihnen erprobt und gefestigt» (a. a. O., S. 9–10).

Das instrumentale Material, zunächst vom Orff-Schulwerk übernommen, wurde später von Gertrud Orff durch weitere Instrumente ergänzt (Orff 1984a). Gestimmte Bambusrohre, Harfe, Gong, klingendes Spielmaterial, wie z. B. ein Kugelturm, werden therapeutisch von drei Ansatzpunkten her gesehen: vom taktilen, vom optischen und vom akustischen. Die Verbindung dieser drei Sinneskategorien macht einen dreifachen Effekt möglich. Auch kann der Ausfall oder die Schädigung eines Sinnes durch einen anderen kompensiert oder stimuliert werden.

Orffs Technik umfaßt die Bildung und Wirkung von *memoria, cantus* und *meditatio* (die Erinnerung, der Gesang, die Besinnung).
Memoria bewirkt affektives Lernen, d. h. das Tun muß von spontaner Lust angetrieben werden, wozu der Therapeut verschiedenes Material auf der sprachlichen, bewegungbezogenen und instrumentalen Ebene anbietet.
Cantus meint die Aufforderung zum eigenen Tun, schöpferisch und nachschöpferisch, durch die Stimulanz, die vom Therapeuten oder von der Gruppe kommen kann. In der Interaktion wird die eigene Person und das eigene Vermögen erkannt, bestätigt, geformt. Das Aussagevermögen wird gebildet.
Meditatio meint die Reflexion der Arbeit, der Aktion, Pausen im Tun, ein Zustand des Erwartens und Wartens, eine meditative Disposition wird erfahren.

Orffs Handeln ist durch folgende Prinzipien geprägt (Orff 1984 b):

1. «im *Iso-Sinn* behandeln ‹isos›, griechisch = gleich, derselbe, ähnlich) bedeutet für den Therapeuten, dem Kind im gleichen Sinn, so wie es sich darstellt, sich verhält, begegnen» (a. a. O., S. 84).
2. *«Provokation»* soll im Sinne des Wortes «hervorrufen», einen Wachstumsprozeß fördern (a. a. O. S. 17).
3. *«Unstrukturiertes und strukturiertes Vorgehen»* wird je nach Situation und vom Verhalten des Kindes bestimmt (a. a. O., S. 53−58).
4. *Gestalten der kindlichen Äußerungen;* «Gestalt» als eine greifbare und begreifbare Form, das Endprodukt eines Tuns oder Geschehens (a. a. O., S. 30).

Der Aufbau einer Stunde umfaßt folgende Phasen (Orff 1974, S. 123):
«1. Ritual, akustisch bewegungsmäßiger Art, zum Aufbau des Ambiente, des Klimas
2. Neues Element aus therapeutischer Sicht
3. Entwickeln der Situation durch das Annehmen der kreativen spontanen Beiträge seitens der Kinder. Daraus folgt ein normaler Höhepunkt, ein exzentrischer Höhepunkt oder das Nicht-erreichen einer Kulmination
4. evtl. Korrekturen, Verarbeiten von Ideen
5. organischer Abschluß»

Als Leitfäden für den Therapeuten nennt Orff (a. a. O., S. 124):

1. das ostinate Moment zum Aufbau der Konzentration
2. das kontrastierende Moment, das die Flexibilität fördert und
3. das Überraschungsmoment, das zum therapeutischen Geschehen zurückführen soll.

Rolando O. Benenzon (1983) benutzt Klang, Musik und Bewegung, um regressive Wirkungen zu erzielen und Kommunikationskanäle zu eröffnen. Sein Krankheitsbegriff, Autismus als eine pathologische Verlängerung des vorgeburtlichen Seelenzustandes zu sehen, führt ihn zu einem sehr weiten Musikbegriff, der die Geräusche und alle weiteren akustischen Erfahrungen in der intrauterinen Zeit miteinschließt.

«Die Musik ist wie die Erinnerung an die Mutter und ein Wiederaufleben der Beziehung zu ihr und zur Natur» (a. a. O., S. 25).

Zwei Prinzipien prägen seine Arbeitsweise:
Das *ISO-Prinzip* und die Verwendung eines *intermediären Objekts*

Das *Prinzip des ISO* definiert Benenzon (a. a. O., S. 38) wie folgt:
«Um einen Kommunikationskanal zwischen dem Therapeuten und dem Patienten herstellen zu können, muß das mentale Tempo des Patienten mit den Klängen oder der Musik übereinstimmen, die vom Therapeuten ausgehen».

Intermediäre Objekte werden als Kommunikationsinstrumente beschrieben, die therapeutisch wirken, ohne beim Patienten Alarmzustände auszulösen.

Benenzon übernahm diesen Begriff von J. G. Bermudez und seiner psychodramatischen Arbeit, in der mit Hilfe von Marionetten Kontakt zu seinen Patienten hergestellt wird.

Benenzon sieht Musikinstrumente und ihre Klänge als intermediäre Objekte, wobei im Gegensatz zur Marionette, die ein lebloser Gegenstand ist, jedes Instrument seinen eigenen, typischen und besonderen Klang hat, der vom Musiktherapeuten weitgehend unabhängig ist.

Die Verwendung des Wassers als intermediäres Objekt hebt Benenzon besonders hervor. Sie steht oft am Anfang der Therapie.

Methodisch beschreibt er drei Arbeitsphasen (a. a. O., S. 133):

1. Die Regression
2. Die Kommunikation
3. Die Intergration

In der *Regressionsphase* wird der Patient Klängen, die seinem regressiven Zustand entsprechen, ausgesetzt, um auf diese Weise Kommunikationskanäle zu öffnen.

In der *Kommunikationsphase* nehmen Patient und Musiktherapeut Kontakt zueinander auf. «Der Therapeut benutzt die Kanäle, die in der ersten Phase geöffnet wurden und begegnet nun dem autistischen Kind als Mensch».

In der *Integrationsphase* nimmt das Kind Kontakt zu seiner Umwelt und seiner Familie auf. Auch hier werden die Kommunikationskanäle der vorhergehenden Phasen benutzt.

«In der ersten Behandlungsphase werden drei verschiedene Klangreihen eingesetzt:

1) Klänge aus dem ursprünglichen Bereich, mit einem stark regressiven Inhalt, wie Herzschlag, Atemgeräusche, Plätschern von Wasser usw.
2) Strukturierte Klänge, z. B. Fragmente einer Symphonie und
3) Elektronische Klänge» (a. a. O., S. 135).

In einem Fallbeispiel (a. a. O., S. 138) wird in der ersten Phase das Spiel mit dem Wasser und der mögliche Hautkontakt zwischen Kind und Therapeuten hervorgehoben.

Ein Tonbandgerät zeichnet Klangbilder auf, die dem Kind vorgespielt werden, z. B. fünf Minuten ein elektronisch erzeugter Sinuston, fünf Minuten ein Fragment aus der Symphonie Nr. 40 von Mozart und abschließend wieder ein Sinuston. Während der 15 Minuten werden die spontanen Äußerungen des Kindes beobachtet und seine Hände mit Wasser in Berührung gebracht. Ziel ist es, auf diese Weise Kommunikationskanäle zu öffnen und diese auch für andere Therapien, für die Umwelt und Familie des Kindes zu nutzen.

Meiner Arbeitsweise liegt der *Elementare Musikbegriff* zugrunde (s. S. 28). Die Fähigkeit Musik zu hören, zu empfinden und zu produzieren basiert auf pränatalen Erfahrungen. Klang und Rhythmus sprechen nicht nur den Menschen an, sondern jeder Mensch trägt potentiell auch die Möglichkeit in sich, sich selbst musikalisch und tänzerisch auszudrücken.

Elementare Musik-, Bewegungs- und Sprachspiele knüpfen an frühe Sinneserfahrungen an und helfen, die Sinnesfunktionen zu integrieren. Da das autistische Kind an einer Desintegration von Sinneseindrücken leidet, kann nur durch Anknüpfen an seine Äußerungen ein Bewußtsein seiner Person und damit die Voraussetzung zwischenmenschlicher Beziehungsfähigkeit entwickelt werden.

Die Stimulation des Gleichgewichtssinns, kombiniert mit akustischen, taktilen und visuellen Reizen, stellt ein Kontaktangebot dar, das vom Kind zugelassen, wahrgenommen und sinngebend verarbeitet werden soll.

Ziel meiner Arbeit ist es, durch diese, vom Kind ausgehend entwickelte emotional-sensorische Stimulation, Kontakt herzustellen und einen Dialog mit dem Kind zu entwickeln. Die Entstehung einer zwischenmenschlichen Beziehung wird die Basis jeglicher weiterer Entwicklungsschritte darstellen.

Sind die wichtigsten Fähigkeiten des Therapeuten gegeben:

- das Akzeptieren des «*So-Zustandes*» des Kindes bei emotionaler Stimmigkeit
- die «*positive Hypothese*», die Kontakt erwartende Haltung
- die Wahrnehmung der «*Fähigkeiten*» des Kindes als teilnehmender Beobachter und
- das behutsame Ausbalancieren von *Nähe und Distanz* und
- das vom Kind ausgehende Entwickeln der Spielform

gehe ich methodisch wie folgt vor:

1. körperlich-stimmlich und/oder instrumentales Begleiten der Bewegungen und Aufnehmen der stimmlichen Äußerungen des Kindes *(Kontakt)*
2. Schaffen eines koordinierten Reizklimas durch Verknüpfen propriozeptiver, akustischer, taktiler und visueller Reize *(Begegnung)*
3. Finden einer Spielform: vom Kind ausgehend werden elementare Musik-, Bewegungs- und Sprachspiele improvisiert *(Gestaltung der Beziehung)*
4. Fördern der Stimm- und Sprachfähigkeit durch Bewegung und klangliche Stimulation, sowie
5. Entwickeln der instrumentalen Spiel- und Ausdrucksfähigkeit.

Das Heranführen an instrumentales Spiel ist m. E. erst sinnvoll, wenn ein gewisses Körpergefühl entwickelt wurde. Sehr früh werden *selbstklingende Instrumente* (Rasseln, Glöckchen, Klappern etc.) und auch Saiten- und Fellinstrumente, die keine zielgerichtete Bewegung erfordern, angeboten. Das Instrument soll unmittelbar durch die Bewegung des Spielers erklingen und so jede Bewegung hörbar machen. «Sinn-voll» ist es, die *körpereigenen Instrumente* (Klanggesten und Stimme) sowie alles Hörbare im Raum (Holztüren, Fensterbretter, Boden, Wände etc.) einzubeziehen. Jede Gelegenheit kann für eine klingende, multisensorische Erfahrung genutzt werden.

Entscheidend ist nicht nur *die Wirkung* dieser Klänge und Rhythmen *auf das Kind*, sondern vor allem *die Musik*, die wir *aus dem Kind*, seinen Aktionen und Reaktionen «herausholen».

Das folgende Schaubild veranschaulicht mein methodisches Vorgehen:

	Methodisches Vorgehen	
psychologischer Aspekt: den «So-Zustand» des Kindes wahrnehmen	Bewegungen körperlich-stimmlich-instrumental begleiten	*physiologischer Aspekt:* multisensorische Stimulation des Gleichgewichts-, Haut-, Hör- und Sehsinns
dem Kind seinen «So-Zustand» bewußt machen	stimmliche-sprachliche und instrumentale Äußerungen aufnehmen	Koordinieren der Sinnesreize
Ausbalancieren von Nähe und Distanz	eine Spielform entwickeln	Wiederholen der Stimulation

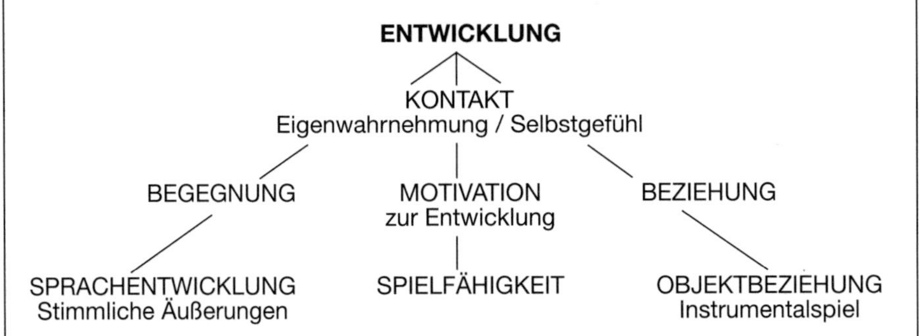

ENTWICKLUNG

KONTAKT
Eigenwahrnehmung / Selbstgefühl

BEGEGNUNG   MOTIVATION   BEZIEHUNG
zur Entwicklung

SPRACHENTWICKLUNG   SPIELFÄHIGKEIT   OBJEKTBEZIEHUNG
Stimmliche Äußerungen   Instrumentalspiel

Abb. 3

Kommentar

Vergleichen wir die Arbeitsweisen der verschiedenen Musiktherapeuten, so fallen folgende Gemeinsamkeiten auf:

Entsprechend der Problematik des autistischen Kindes gehen alle Therapeuten zunächst auf das «So-sein» des Kindes ein:

* die Eigenarten des Kindes in ein Musikerlebnis einbinden (Alvin)
* Musik zu Bewegungen des Kindes improvisieren (Nordoff/Robbins)
* im «Iso-Sinn» behandeln (Orff)
* Finden eines Kommunikationskanals nach dem «ISO-Prinzip» (Benenzon)
* Musikalisch-körperliches Begleiten der Bewegungen des Kindes, Arbeiten mit der Stereotypie – *Kontakt* (Schumacher)

Verbindend ist beim weiteren Vorgehen der Versuch, ausgehend vom Kind, eine Beziehung, eine Begegnung mit dem autistischen Kind zu ermöglichen:

* eine Vielfalt von Lernverfahren entwickeln, Variieren einer Spielidee (Alvin)
* durch improvisierte Musik zum Singen, zum instrumentalen Spiel führen (Nordoff/Robbins)
* ostinates-kontrastierendes Moment; Provokation (Orff)
* Kommunikation durch ein intermediäres Objekt (Benenzon)
* Schaffen eines koordinierten Reizklimas durch Verknüpfen von Sinnesreizen – *Begegnung* und Finden einer Spielform – *Begegnung* (Schumacher)

Als Zielsetzung der weiteren Entwicklung wird gesehen:

* musikbezogene Fähigkeiten und Entwickeln einer musikalischen Persönlichkeit (Alvin)
* dem «Music Child» zu begegnen, mit der Spielweise des Kindes arbeiten, um die Gruppenfähigkeit des Kindes zu fördern (Nordoff/Robbins)
* die freie Äußerungs- und Spielfähigkeit des Kindes, das über soziale Kompetenzen verfügt (Orff)
* Integration, Kontakt zur Umwelt und Familie (Benenzon)
* Integration der Sinneswahrnehmungen, die die menschliche Begegnung, die Beziehungsfähigkeit und damit das Entstehen der inneren Motivation (spielen zu wollen) zur Folge hat (Schumacher).

Diese Äußerungen unterscheiden sich in einer musik- oder kindbezogenen Zielsetzung. Wird bei Alvin und Nordoff/Robbins die musikalische Fähigkeit, die Beziehung zum Medium Musik in den Vordergrund gestellt, so sehen Orff, Benenzon und ich die gesamte sensorische Entwicklung im Vordergrund, wobei der akustische Reiz (Musik) einen entscheidenden, den therapeutischen Prozeß motivierenden Stellenwert einnimmt. Bei Orff und bei meiner Arbeitsweise geht es um die spielerischen Fähigkeiten an sich, wobei die instrumentale Äußerung eine von mehreren Möglichkeiten darstellt.

Musik, die Wirkung von Klang, wird bei allen als entscheidendes Agens gesehen. Ein begleitendes Hinführen des Kindes, akustische Reize zu integrieren und sinnvoll zu verarbeiten, Musik zu hören und wirken zu lassen, stellen den Nährboden der Beziehungsfähigkeit dar. Musik wirkt als verbindendes, aber gleichzeitig auch als distanzierendes Mittel. «Die übergangsobjekthafte Qualität des musikalischen Erlebens ermöglicht, die Balance zwischen Objektbeziehung und Verschmelzung zu regulieren» (Willms 1979).

Das für das autistische Kind so wichtige Ausbalancieren von Nähe und Distanz ist gerade in der musiktherapeutischen Arbeit möglich. Ich habe dies in meiner Arbeit besonders herausgestellt. Durch das Pendeln zwischen Improvisation und wiederholbarer Form, zwischen situativ entwickelter Musik und tradierter bzw. «fertiger» Musik vom Kassettenrecorder kann der Therapeut gemeinsam mit dem Kind die entsprechende und verkraftbare Nähe herstellen, die schließlich den Kontakt und eine Beziehung ermöglicht.

Die Berücksichtigung der Wahrnehmungsverarbeitungsstörung des autistischen Kindes und die damit verbundene Beziehungsstörung mit ihren individuell so verschiedenen Ausprägungen nimmt in meiner Arbeit einen wichtigen Stellenwert ein. Dies begründe ich aus neurophysiologischer Sicht (Reizverarbeitung) sowie aus psychoanalytischer Sicht (Entwicklung des Selbst).

Die praktische Erfahrung und die nähere Auseinandersetzung mit dem Krankheitsbild «Autismus» führten mich zur Überzeugung, daß autistische Kinder *multisensorisch* stimuliert werden müssen, um in ihrer Beziehungsfähigkeit gefördert werden zu können. Ein besonderer Aspekt meiner Arbeitsweise ist die Einbeziehung der Stimulation des Gleichgewichts, wodurch die Fähigkeit zu hören, und damit die Kontaktfähigkeit positiv beeinflußt werden.

Elementare Musik-, Bewegungs- und Sprachspiele entsprechen den frühen Mutter-Kind-Spielen. Sie sind multisensorisch und kommen frühkindlichen Bedürfnissen nach, die das autistische Kind aufgrund seiner Störung nur ungenügend befriedigen konnte.

Diese Spiele sind aber nur dann therapeutisch wirksam und beziehungsstiftend, wenn sie vom Kind ausgehend entwickelt werden, d.h. an den So-Zustand und die momentan vom Kind bevorzugte Aktivität anknüpfen. Das schwache und oft gerade erst sich entwickelnde Selbst des Kindes darf nicht irritiert werden, indem dem Kind bestimmte Spiele und Übungen von außen aufgezwungen werden.

Entscheidend ist immer die *eigene* Aktivität des Kindes. Nur seine *eigene* schöpferische Tätigkeit führt aus dem Autismus, dieser schweren Kontakt- und Beziehungsstörung, heraus.

Wir können nur die Bedingungen schaffen, die dem autistischen Kind helfen, die innere Motivation zu entwickeln, sich zu äußern und mitteilen zu wollen und für sich eine Entwicklungschance zu entdecken.

Anhang

Methodische Hinweise

Methodische Hinweise und Erläuterungen (im Text mit M gekennzeichnet), die sich aus der Arbeit mit Max ergaben, sind hier nochmals angeführt: (Ziffern entsprechen den Seitenzahlen, auf denen Sie diese Hinweise finden)

Methodische Hinweise, die sich aus der Arbeit mit weiteren Kindern ergeben:

Themenkreise, die sich in der Arbeit mit Max ergaben, die aber auch in der Arbeit mit anderen autistischen und kontaktgestörten Kindern immer wieder auftauchen.
Sie sind im laufenden Text mit B/I (Beobachtungen/Interpretationen) oder mit M (Methodische Hinweise) gekennzeichnet.

Die Stereotypie

Kontakt – Begegnung – Beziehung

Körper – Bewegung

Das Selbst des Kindes

Mimik und Stimme

Musikinstrumente

Spielform

Das musikalische Material

Lieder – Reime – Spiele – Musik

Die Angaben beziehen sich auf die praktischen Beispiele und sollen als kleine Sammlung den Leser anregen, sich mit tradiertem und neuem Material vertraut zu machen. Das Lied, der Reim müssen dem Erwachsenen gefallen, die Melodie, der Rhythmus, auch der Text müssen für ihn «stimmen». Kann der Leser keine Noten lesen, möge er sich das Lied von jemandem auf Band singen lassen. Auch auf diese Weise kann man sich die Melodie einprägen (s. auch die angegebenen Platten und Tonbandkassetten). Es ist wichtig, in einer dem Kind verständlichen Sprache, u. U. im Dialekt, zu singen und zu sprechen. Aus dem umfangreichen Material, das in jedem Musikgeschäft heute angeboten wird, führe ich nur das an, was ich in meiner Arbeit verwendet habe. Immer aber stellt das «fertige» Material nur einen Ausgangspunkt dar, es muß je nach Situation «verspielt» werden, um den Bedürfnissen des Kindes entgegen zu kommen. Entscheidend ist nicht, eine große Anzahl von Liedern und Reimen zu kennen, sondern die Art und Weise, wie man aus der Situation heraus ein Spiel für das oder mit dem Kind entwickelt.

Jedes Kind liebt die Wiederholung. Wir müssen das «Wiederholen» immer wieder neu für uns entdecken, uns an tradiertes Material erinnern und Neues «zum Leben erwecken».

Schlaflieder

Knorr, E.-W. von (Hg.): Kinderlieder, Reclam Stuttgart 1968 *(alle bekannten Schlaflieder)*

Steirisches Volksbildungswerk (Hg.): Steirisches Liederbuch, Verlag f. Jugend und Volk Wien, 1961 *(«Kindlein mein, schlaf nur ein», S. 113; «Schlaf mein Kleiner, bajuschki», S. 116)*

Bächli, G.: Zirkus Zottelbär, pan 107 Zürich 1985 *(«Traumschiffli»)* dies.: Der Tausendfüßler, Pelikan Zürich 1977 *(«Abendlied»)*

Vahle, F.: Anne Kaffeekanne, Pläne (LP 88 388/MC 8388), 1984 *(«Schlaf Anne»)*

Orff, C./Keetmann, G.: Orff-Schulwerk I, Mainz Schott 1952 *(«Heja popeia»)*

Wiegen- und Schaukellieder

Keller, W.: Ludi musici 1, Fidula 1970 *(«Mein Schaukelpferd»)*

Jehn, M. und W.: 28 Kinderspiele aus aller Welt, Lilienthal 1979, S. 4 und Eres 2303 (CP 30 002) *(«Alle Vögel hocken hier und schaukeln»)*

Böke, B.: Lernspiele 2, Fidula 1974 *(«Mein Boot, das schaukelt»)*

Tanzlieder und Tanzmusik

Orff, C. und Keetmann, G.: Orff-Schulwerk «Musik für Kinder», Bd. 2, Schott Mainz 1952 (*«Tanz, Mädchen, tanz»*, Liedfassung, S. 24)

Haselbach, B.: Tanzerziehung, Klett Stuttgart 1971 (*Tanz, Mädchen, tanz*, Tanzfassung, S. 192)

Knorr, E.-L. von (Hg.): Kinderlieder, Reclam Stuttgart 1968 (*«Brüderchen, komm, tanz mit mir»*, S. 34)

Gaß-Tutt, A.: Tanzkarussell, Fidula 1972 (viele bekannte Tanzlieder, -spiele)

Holzapfel, B.: Rhythmische Bewegungsspiele aus Kinderreimen, Kallmeyer 1978

Tanzlieder für Kinder, Fidulaphon 1191

Tänze für Kinder, Fidulaphon 1260, 1261

Klatschspiele

Stöcklin-Meyer, S.: Sprechen und Spielen, Ravensburger 1975 (*«Mon père, m'a donné»*, *«Ein alter Posthalter»*, *«Der Sandmann ist da»*)

Krenzer, R., Lotz, I.: Hast du unsern Hund gesehen?, Kemper 1976 (*«Händedrücken»*)

Fingerspiele und Handgeschichten

Pausewang, E.: Die Unzertrennlichen, Neue Fingerspiele, DonBosco 1983

Pousset, R.: Fingerspiele u. a. Kinkerlitzchen, rororo 1984 («Krabbelmärchen»)

Simrock, K. (Hg.): Kinderlieder, Borowsky, Wels. (*«Da hast 'nen Taler»*)

Stöcklin-Meyer, S.: Sprechen und Spielen, Ravensburger 1975 («Wir erfinden Fingerverse»)

Jehn, M. und W.: 28 Kinderspiele aus aller Welt, Eres Lilienthal 1979 (*«Imse wimse Spinne»*)

Lotz, I./Krenzer, R.: Hast du unsern Hund gesehen? Lahr, München 1976

Koselieder und Ammenscherze

Simrock, K. (Hg.): Kinderlieder, Borowsky, Wels (*«Kinne wippchen»*)

Langewiesche, K. R.: Macht auf das Tor, Düsseldorf-Leipzig, Härtel (tradierte Reime und Spiele)

Hoerner-Nitsch, C. von: Das Schmusebuch, rororo 1989

Mönkemeyer, K.: Spiele für alle fünf Sinne, rororo 1989

Körperlieder

Böke, B.: Lernspiele 1 ‹Fidula 1972› (*«Ich habe einen Kopf»*)

Bächli, G.: unveröffentlichte Lieder (*«Wo ist dein Kopf?»*, *«Das sind meine Wangen»*)

dies.: Der Tausendfüßler, Pelikan Edition 986, Zürich 1977

Knierreiter und Schoßlieder

Simrock, K. (Hg.): Kinderlieder, Borowsky, Wels *(«Hoppe, hoppe Reiter»)*

Nonsensreime und Nonsenslieder

Enzensberger, H.M.: Allerleirauh, Insel 1974 (viele bekannte Reime)
Keller, W.: Carabutti, Fidula 1961 *(«Ene mene subtrahene»)*
ders.: Sprachspiele, Fidula 1973
Lemmermann, H.: Die Zugabe, Fidula 1969 und 1977, Bd. 2 *(«U gonni, gonni-ßa»)*
Schulten, G.: Der Kilometerstein, Wolfenbüttel, Bad Godesberg *(«Umbra, umbra»)*

Instrumentenlieder

Jehn, M. und W.: 28 Kinderspiele aus aller Welt, Eres Lilienthal 1979, S. 6 *(«Meine kleine Trommel»)*
Hoerburger, F./Segler, H.: Klare, klare Seide, Bärenreiter 1963 *(«Ich bin ein Musikant»)*

Fachtermini und verwendete Instrumente

Fachtermini

äolisch, dorisch: Kirchentonarten, ein bestimmtes tonales Ordnungsprinzip
crescendo: wachsend, lauter werdend
decrescendo: abnehmend, leiser werdend
Fermate: Verlängerung eines Tones oder einer Pause über sein Maß hinaus
glissando: Gleiten ohne feste Tonhöhe durch Verschleifen der einzelnen Tonstufen
Ostinato: ein sich wiederholendes, klar umgrenztes Motiv
melismatisch: eine melodische Folge, nur auf einer Silbe gesungen
ritardando: verzögernd
schweifender Bordun: Begleitung, die die 1. und 5. Stufe der Grundtonart um-
spielt
Synkope: Verschiebung der Betonung
Tremolo: zittern, schnelle Tonwiederholungen

Instrumente
(die in dieser Arbeit verwendet wurden)

Alt- und Sopranblockflöte
Becken, Standbecken
Bigbom, große Schlitztrommel
Cacici
Chimes
Klangstäbe
Klavier
Leier, Bordunleier
Monochord
Metallophon, Baßmetallophon
Mundharmonika
Psalter
Rasseleier
Schellenring
Stilkastagnetten
Trommel, Doppelfelltrommel
Xylophon

Literatur

Alvin, J.: Musiktherapie, dtv, München 1984 (Titel der Originalausgabe: Music Therapy, 1966)

dies.: Musik und Musiktherapie für behinderte und autistische Kinder, Stuttgart 1988 (Titel der Originalausgaben: Music for the Handicapped Child, Oxford University Press, 1965 und Music Therapy for the Autistic Child, 1978)

Anzieu, D.: Das Haut-Ich, Frankfurt/M. 1991 (franz. Originalausgabe: Le Moi-Peau, Paris 1985)

Arens, Ch./Dzikowski, St. (Hrsg.): Autismus heute, Bd. 1, Verlag Modernes Lernen, Dortmund 1988

Asperger, H.: Die «Autistischen Psychopathen» im Kindesalter, Archiv für Psychiatrie, 177, S. 76–136, 1944

Ayres, J.: Bausteine kindlicher Entwicklung, Berlin 1984

Bateson, G. et al.: Auf dem Weg zu einer Schizophrenie-Theorie, in: Habermas, J. et al. (Hg.): Schizophrenie und Familie, Frankfurt 1969

Becker, St.: Die Supervision der Behandlung psychotischer Jugendlicher, in: Lempp, R. (Hrsg.): Die Therapie der Psychose im Kindes- und Jugendalter, S. 185, Bern 1990

Beckord, D.: Pränatale Psychologie und Schwangerschaftsberatung, in: Dialog Spezial 4, S. 3–5, 1987

Benenzon, R.: Einführung in die Musiktherapie, München 1983 (spanische Originalausgabe: Musicoterapia y Educación, 1971)

Bettelheim, B.: Die Geburt des Selbst. Erfolgreiche Therapie autistischer Kinder, München 1977 (amerikan. Originalausgabe: The Empty Fortress, New York 1967)

Biklen, D.: Communication unbound, in: autism and praxis, Harvard Educational Review, 60, 3, S. 291–314, 1990

Buber, M.: Das dialogische Prinzip, Heidelberg 1984

Chamberlain, D. B.: Consciousness at Birth: A Review of the Empirical Evidence, San Diego 1983

Ciompi, L.: Affektlogik, Stuttgart 1982 (2. Aufl. 1989)

Clauser, G.: Die vorgeburtliche Entstehung der Sprache als anthropologisches Problem, Stuttgart 1971

Delacato, C. H.: Der unheimliche Fremdling. Das autistische Kind, Hyperion 1975 (amerikan. Originalausgabe: The Ultimate Stranger, The Autistic Child, Doubleday, New York 1974)

De Myer, M. K.: Familien mit autistischen Kindern, S. 135, Stuttgart 1986

El-Nawab, S.: Über die auditive Wahrnehmung musikalischer Reize inutero, Diss. Abt. f. Med. Psych. der Med. Hochschule Hannover, S. 75–90, 1987

Fedor-Freybergh, P. (Hrsg.): Pränatale und Perinatale Psychologie und Medizin, Älvsjö (Schweden), S. 93, 1987

Feuser, G.: Zum Verständnis von Stereotypien und selbstverletzenden Verhaltensweisen bei Kindern mit Autismus-Syndrom unter Aspekten der pädagogisch-therapeutischen Arbeit, in: Zs. Beschäftigungstherapie und Rehabilitation, Heft 2, S. 75−90, April 1985

ders.: Grundlegende Aspekte eines Verständnisses des «Kindlichen Autismus», in: Musikth. Umsch. 9, S. 29−54, 1988

Flanagan, G. L.: Die ersten neun Monate des Lebens, Reinbek bei Hamburg, 1986 (Originalausgabe: The First Nine Months of Life, 1962)

Geißendörfer, C./Heinzmann, B.: Möglichkeiten des therapeutischen Zugangs bei psychotischen Patienten über die Körperlichkeit, in Lempp, R. (Hrsg.): Die Therapie der Psychosen im Kindes- und Jugendalter, S. 89, Bern 1990

Hartmann, H./Rohmann, U. H.: Eine Zwei-System-Theorie der Informationsverarbeitung und ihre Bedeutung für das autistische Syndrom und andere Psychosen, in: Prax. Kinderpsychol. Kinderpsychiat. 33, S. 272−281, 1984

Hau, T. F.: Perinatale und pränatale Faktoren der Neurosenätiologie, in: Graber, G. H./Kruse, F.: Vorgeburtliches Seelenleben, S. 137, München 1983

Hellbrügge, Th.: Münchener funktionelle Entwicklungsdiagnostik, München/Wien/Baltimore 1978

Herzka, H. S.: Gesicht und Sprache des Säuglings, S. 56, Basel 1979

Hoffmann, F.: Musik als «autistisches Objekt». Musiktherapie mit einem autistischen Kind unter besonderer Berücksichtigung seiner musikalisch-auditiven Entwicklung. Dipl.arbeit, Hochschule der Künste Berlin 1990

Jaeger, U./Bächli, G.: Da bin ich! Bewegung, Ausdruck und Sprache des Kleinkindes, Zürich 1990 (Originalausgabe: Forsta dit barn, Copenhagen 1983)

Kanner, L.: Autistic disturbances of affective contact. Nervous Child, 2. Jg., S. 217−250, 1943

Kehrer, H. E.: Das autistische Syndrom, in: Musikth. Umsch. 9, S. 20−26, 1988

ders.: Außenseitermethoden in der Behandlung des autistischen Syndroms, in: Arens, Ch./Dzikowski, St. (Hrsg.): Autismus heute, Bd. 1, Verlag Modernes Lernen, S. 25, S. 63−65, Dortmund 1988

Keller, W.: Einführungsvortrag, Symposion Orff-Schulwerk, eine Dokumentation der HfM «Mozarteum», S. 18, Salzburg 1980

Kleefeld, H.: «Begleitungen» bei psychotischen Patienten: eine Form von Therapie im Alltag, in: Lempp, R. (Hrsg.): Die Therapie der Psychosen im Kindes- und Jugendalter, S. 160, Bern 1990

Lempp, F.: Der körpertherapeutische Zugang bei Kindern mit schweren Persönlichkeitsstörungen, in: Lempp, R. (Hrsg.): Die Therapie der Psychosen im Kindes- und Jugendalter, S. 79, Bern 1990

Lorca, F. G.: Die Kinder-Schlummerlieder, in: Lorca, F. G.: Prosa, 3. Band der Werke in drei Bänden, S. 57, Frankfurt/M. 1982

Murooka, H.: Lullaby from the womb, Capitol 4 XT-11421, Hollywood, California 1974 (Stereokassette)

Nissen, G.: Die kindliche Autismus-Ätiologie und Symptomatik, in: Willms, H.: Musiktherapie bei psychotischen Erkrankungen, Stuttgart 1975

Nordoff, P./Robbins, C.: Musik als Therapie für behinderte Kinder, Stuttgart 1975 (Originalausgabe: Therapy in Music for handicapped children, London 1971)

dies.: Schöpferische Musiktherapie, Stuttgart 1986 (Originalausgabe: Creative Music Therapy, Individualized Treatment for the handicapped Child, 1977)

Orff, G.: Die Orff-Musiktherapie, Kindler 1974

dies.: Zur Funktion der Instrumente in der Musiktherapie, in: Sozialpäd. in Praxis und Klinik 6, Nr. 11, S. 625−629, 1984a

dies.: Schlüsselbegriffe der Orff-Musiktherapie, Weinheim 1984b

Papoušek, H./Papoušek, M.: Die Entwicklung kognitiver Funktionen im Säuglingsalter, in: Zs. der Kinderarzt, S. 1075 und S. 1072, 8. Jg. Nr. 8, 1977

Piaget, J.: Das Erwachen der Intelligenz beim Kinde, Stuttgart 1975 (franz. Originalausgabe: La naissance de l'intelligence chez l'enfant, Neuchâtel 1959)

Regner, H.: Musik lieben lernen, Mainz 1988

Reissenberger-Schumacher, K./Voßkühler, K.: Musiktherapie und Bewegungstherapie, in: Prax. Psychoth. 23, S. 287−291, 1978

Reissenberger-Schumacher, K.: Musik, Bewegung und Sprache in der Therapie emotional gestörter Kinder und Jugendlicher, in: Symposion 1980 Orff-Schulwerk, Dokumentation Mozarteum Salzburg 1980

Reissenberger-Schumacher, K./Voßkühler, K.: Die Verwendung von Spielregeln in der Musiktherapie und Bewegungstherapie, in: Musikth. Umsch. Bd. 1, S. 305−308, 1980

dies.: Nähe und Distanz − ein Problem bei psychotischen Patienten in der Musiktherapie und Bewegungstherapie, in: Musikther. Umsch. Bd. 4, S. 23−30, 1983

Rollett, B. A.: Kinder, die nicht geboren werden wollen: Frühsozialisation und Autismus, in: Fedor-Freybergh, P.: Pränatale und Perinatale Psychologie und Medizin, Älvsjö (Schweden), S. 93, 1987

Rutter, M.: Diagnosis and definition of childhood Autism. Journal of autism and Childhood Schizophrenia, 8, S. 139−157, 1978

Schumacher, K./Schäfer, J. M.: Theaterspiel und Musik. Gruppentherapie mit Problemkindern, Frankfurt/M. 1984

Schumacher, K.: Musiktherapie mit autistischen Kindern als menschliche Begegnung, in: Der Kinderarzt, 22. Jg., Nr. 9, S. 1439−1443, 1991

Stern, D.: Mutter und Kind. Die erste Beziehung, S. 36−37, Stuttgart 1979

Sullivan, H. S.: Die interpersonale Theorie der Psychiatrie, Frankfurt/Main, S. 15, 1980 (amerikan. Originalausgabe: The Interpersonal Theory of Psychiatry, New York 1953)

Tinbergen, N./Tinbergen, E. A.: Autismus bei Kindern, Berlin-Hamburg 1984

Tomatis, A. A.: Der Klang des Lebens. Vorgeburtliche Kommunikation − die Anfänge der seelischen Entwicklung, Reinbek bei Hamburg 1987 (franz. Originalausgabe: La nuit utérine. Paris 1981)

Tustin, F.: Autistische Zustände bei Kindern, Stuttgart, 1989 (Originalausgabe: Autistic States in Children, London 1981)

Vogel, B.: Lebensraum: Musik, Stuttgart 1991

Winnicott, D. W.: Vom Spiel zur Kreativität, Stuttgart 1973 (engl. Originalausgabe: Playing and Reality, London 1971)

Willi, J.: Ko-Evolution. Die Kunst des gemeinsamen Wachsens, S. 218, Reinbek bei Hamburg 1989

ders.: Was hält Paare zusammen?, Reinbek bei Hamburg 1991

Willms, H.: Musiktherapie – ein Versuch einer Begriffsklärung, in Zs.: Musica, Nr. 6, «Musiktherapie», 33. Jg., S. 527–531, 1979

Wing, J. K.: Frühkindlicher Autismus, Weinheim 1973

Zimmer, K.: Das Leben vor dem Leben, München 1984

Sachregister

Bestellkarte

Ich bestelle aus dem Gustav Fischer Verlag über die Buchhandlung:

....

.... Expl. **Praxis der Musiktherapie**

        ab Band .... zur Fortsetzung * zum Vorzugspreis

.... Expl. –, Band ....

.... Expl. –, Band ....

.... Expl. **Heidelberger Schriften zur Musiktherapie**

        ab Band .... zur Fortsetzung *

.... Expl. –, Band ....

.... Expl. –, Band ....

.... Expl. ....

Datum: .... Unterschrift: ....

* Ich weiß, daß ich diese Fortsetzungs-Bestellung innerhalb 1 Woche (Datum des Poststempels) durch schrift-liche Mitteilung an den Gustav Fischer Verlag, Wollgrasweg 49, D-70599 Stuttgart, widerrufen kann.

Datum: .... Unterschrift: ....

Verlagsverzeichnisse:

☐ Wirtschafts- und Sozialwissenschaften und Datenverarbeitung, Statistik

☐ Medizin mit Pharmazie und Veterinärmedizin

☐ Biologie mit Botanik und Zoologie

jeweils zu Semesterbeginn

☐ Lehrbücher Medizin

☐ Lehrbücher Biologie

☐ Lehrbücher Veterinärmedizin

☐ Zeitschriften/Journals

☐ Fischer Nachrichten (FN) erscheinen 4- bis 5mal jährlich zur Information über Neuerscheinungen/Neuauflagen aus allen Fachgebieten

Diese Verzeichnisse bzw. laufende Informationen über Neuerscheinungen und Neuauflagen können Sie kostenlos beim Gustav Fischer Verlag anfordern. Bitte notieren Sie hierfür Ihr Fach- bzw. Interessensgebiet und schicken die Postkarte an den Verlag.

Ich interessiere mich für folgende Gebiete:

....

Adresse auf der Rückseite nicht vergessen!

Absender:

....

....

....

Falls keine Buchhandlung bekannt, bitte ein-
senden an:

Gustav Fischer Verlag, Postfach 72 01 43,
D-70577 Stuttgart

Praxis d. Musiktherapie, Bd. 12,
2,2. XII. 93. nn. Printed in Germany

Bitte
ausreichend
frankieren

Werbeantwort/Postkarte

An die Buchhandlung

Absender:
(Studenten bitte Heimatanschrift angeben)

....

....

....

Praxis d. Musiktherapie, Bd. 12,
2,2. XII. 93. nn. Printed in Germany

Bitte
ausreichend
frankieren

Werbeantwort/Postkarte

Gustav Fischer Verlag

Postfach 72 01 43

D-70577 Stuttgart